宇宙帝王学式

成功する調剤薬局経営

松原扶樹
株式会社メディカルブレイン
代表取締役

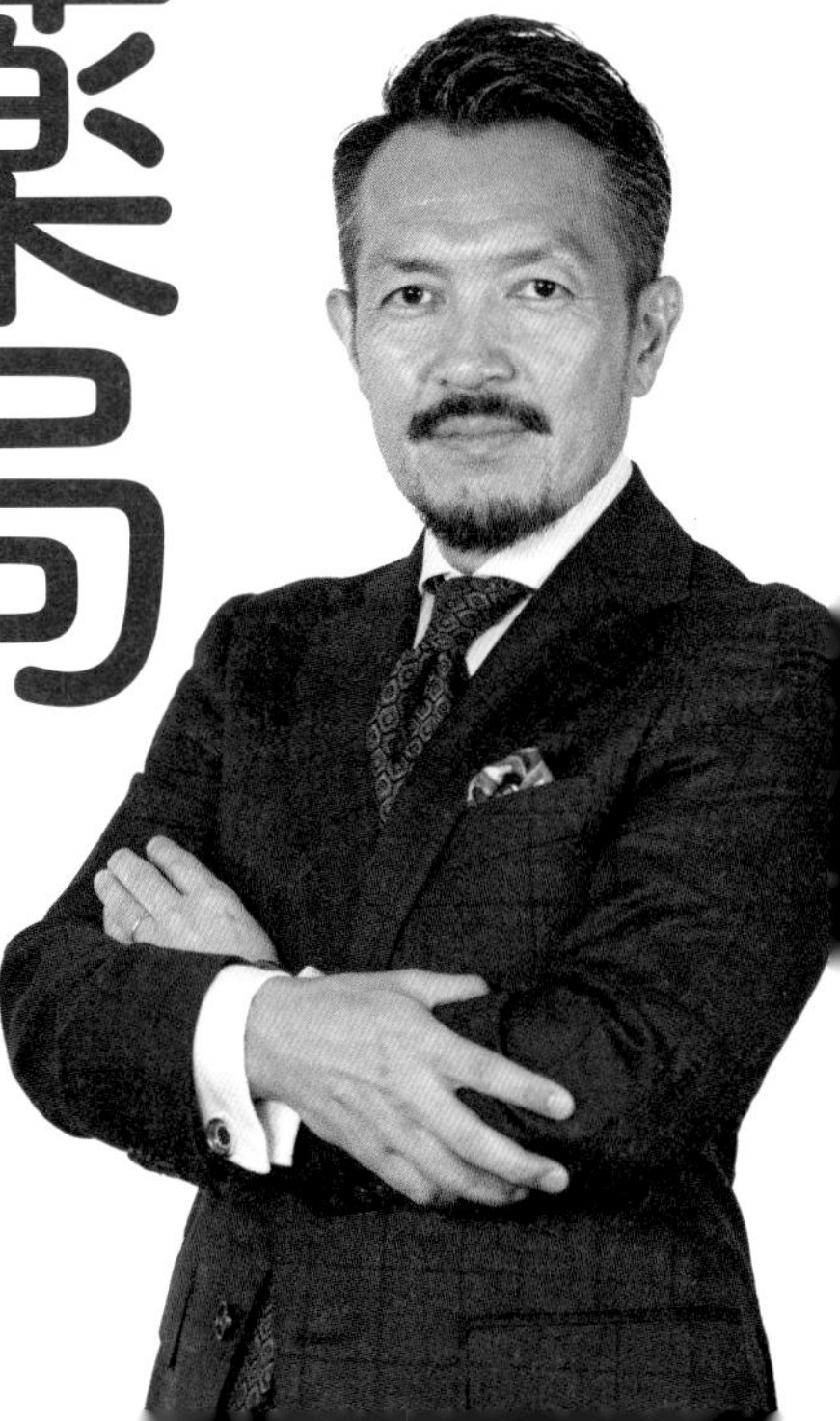

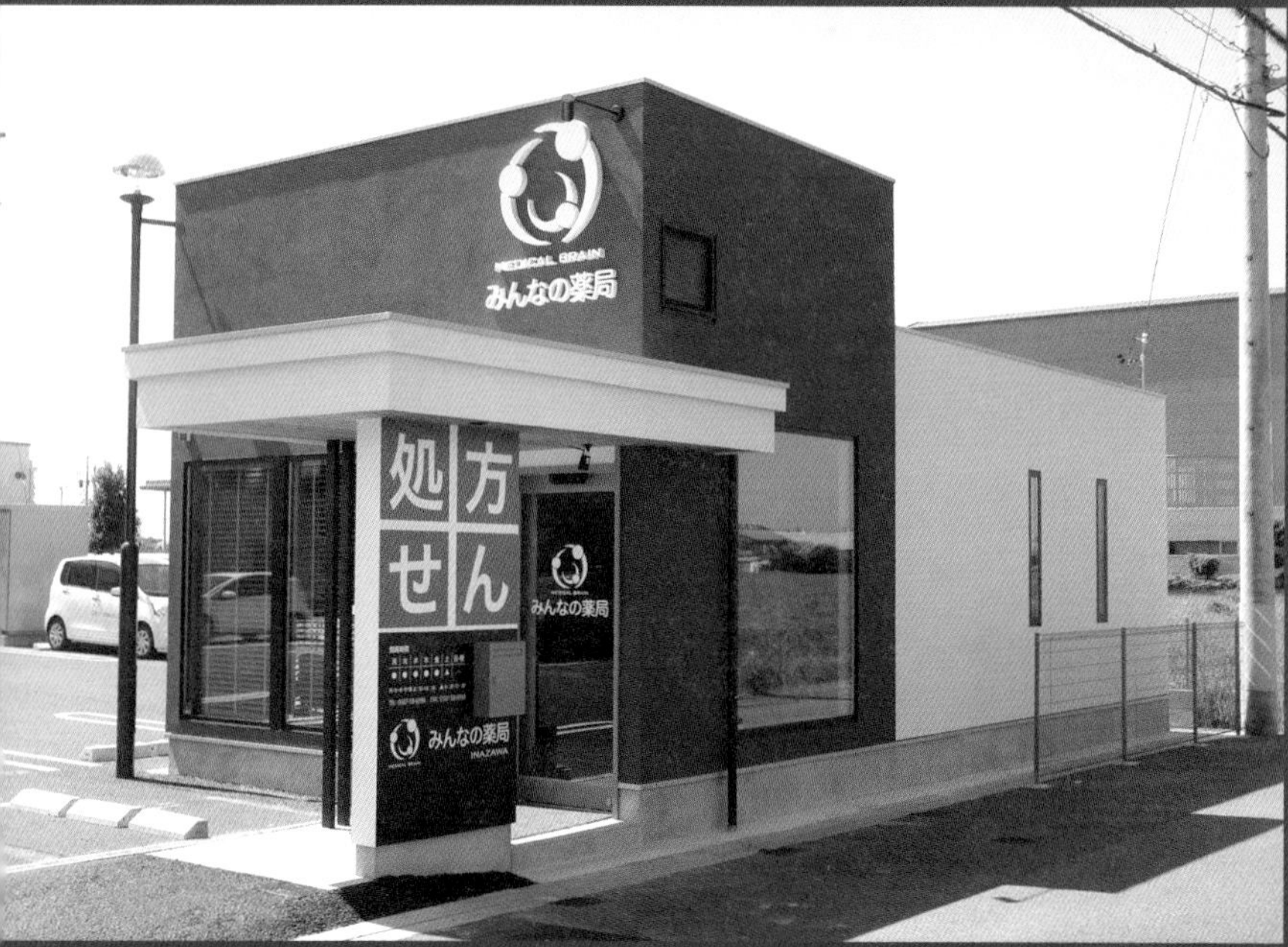

↑緑を基調とした外観のみんなの薬局３店舗目「稲沢」。
↓みんなの薬局10店舗目「半田」はナチュラルな雰囲気に。

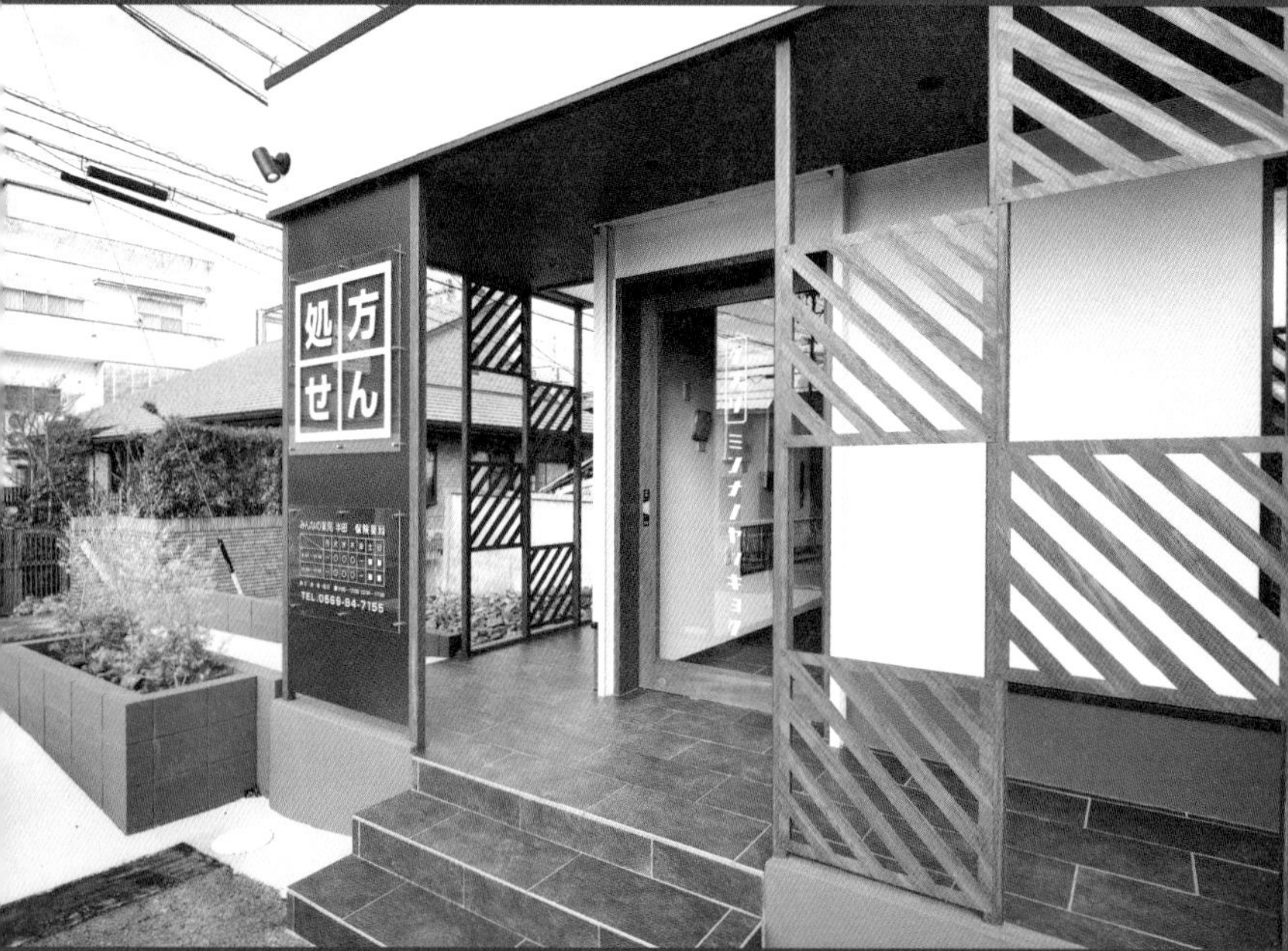

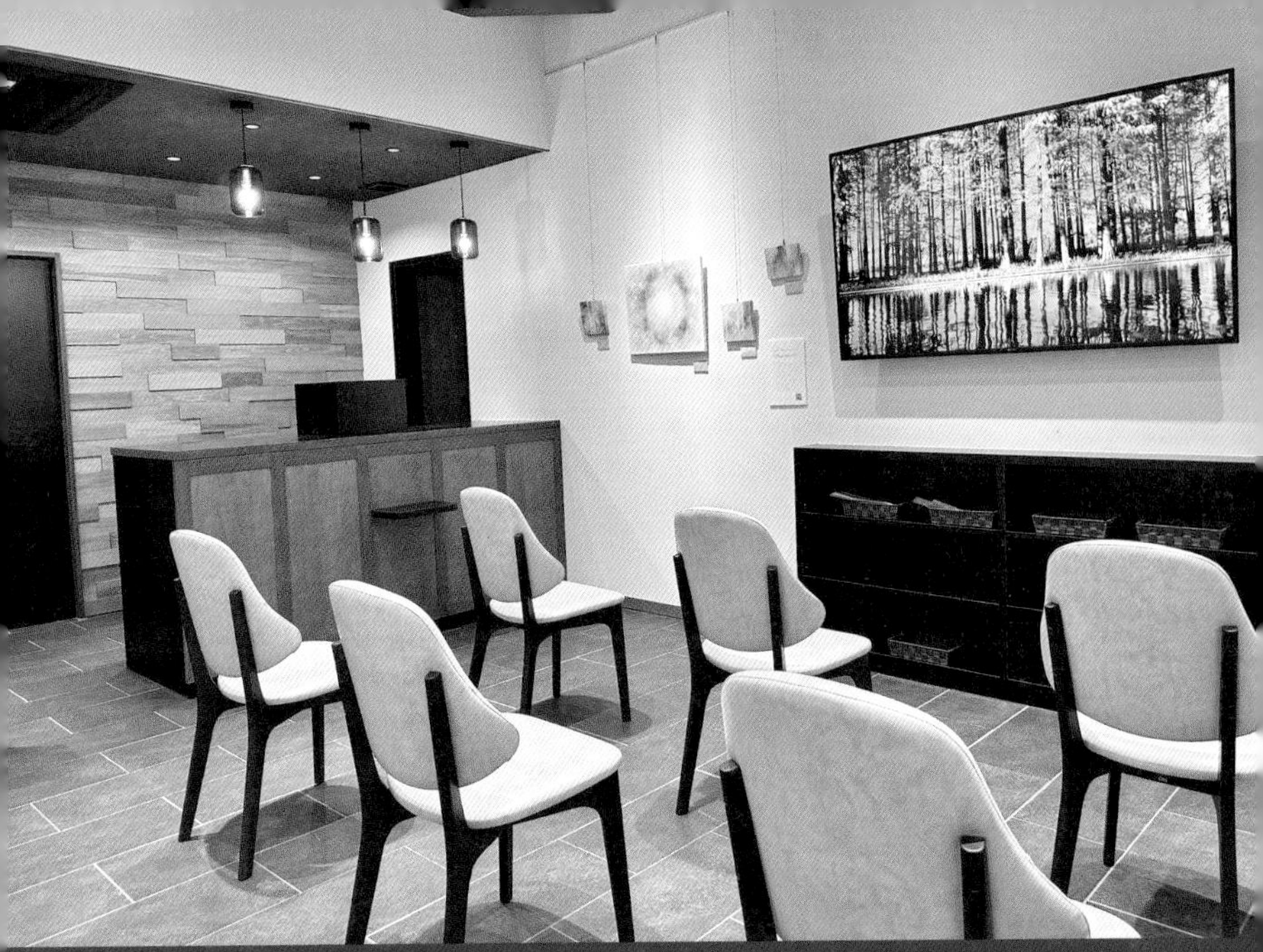

↑座りごこちのよい椅子を配した、カフェのようにくつろげる店内。
↓木のぬくもりを感じることのできる店内。

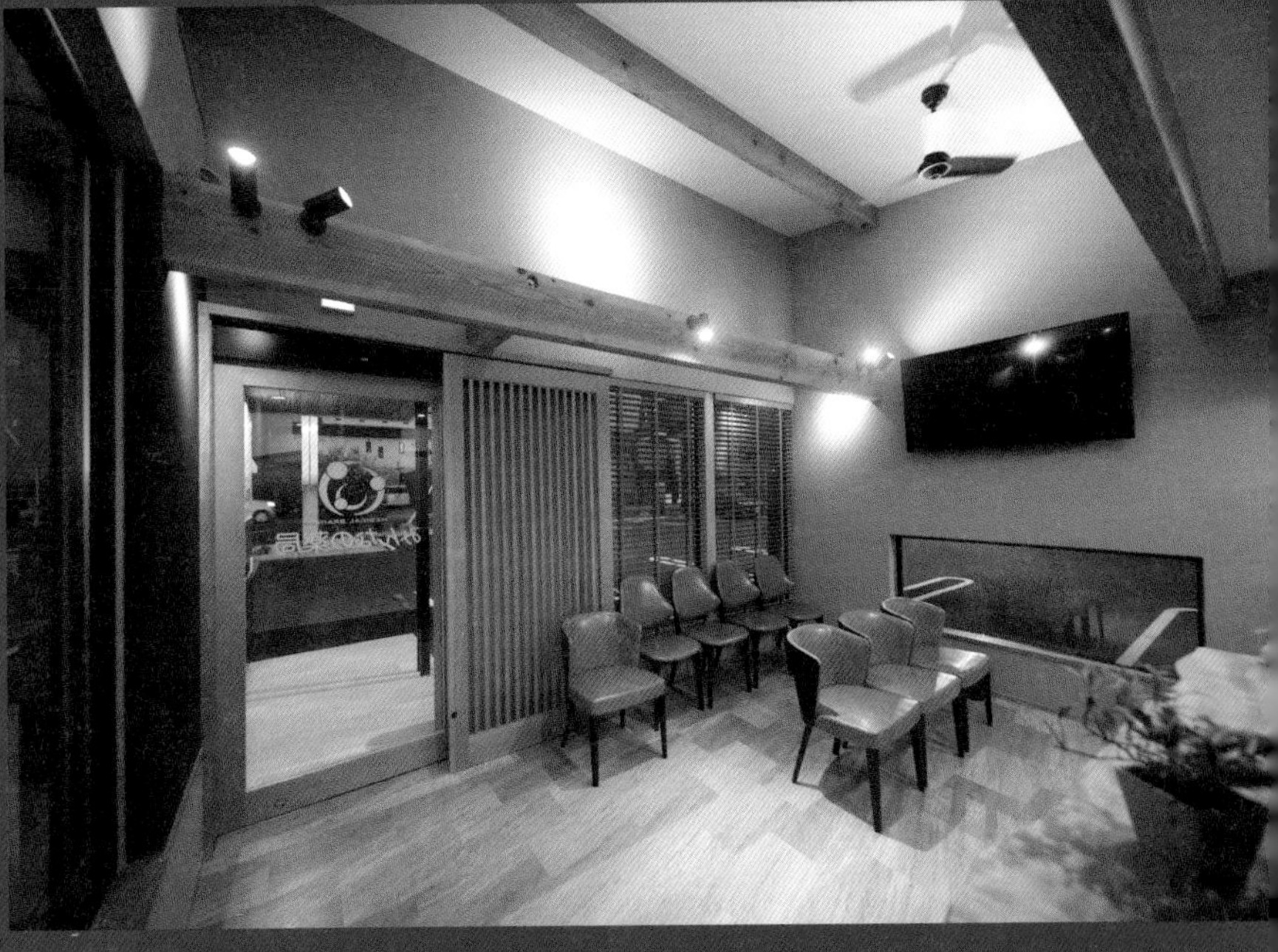

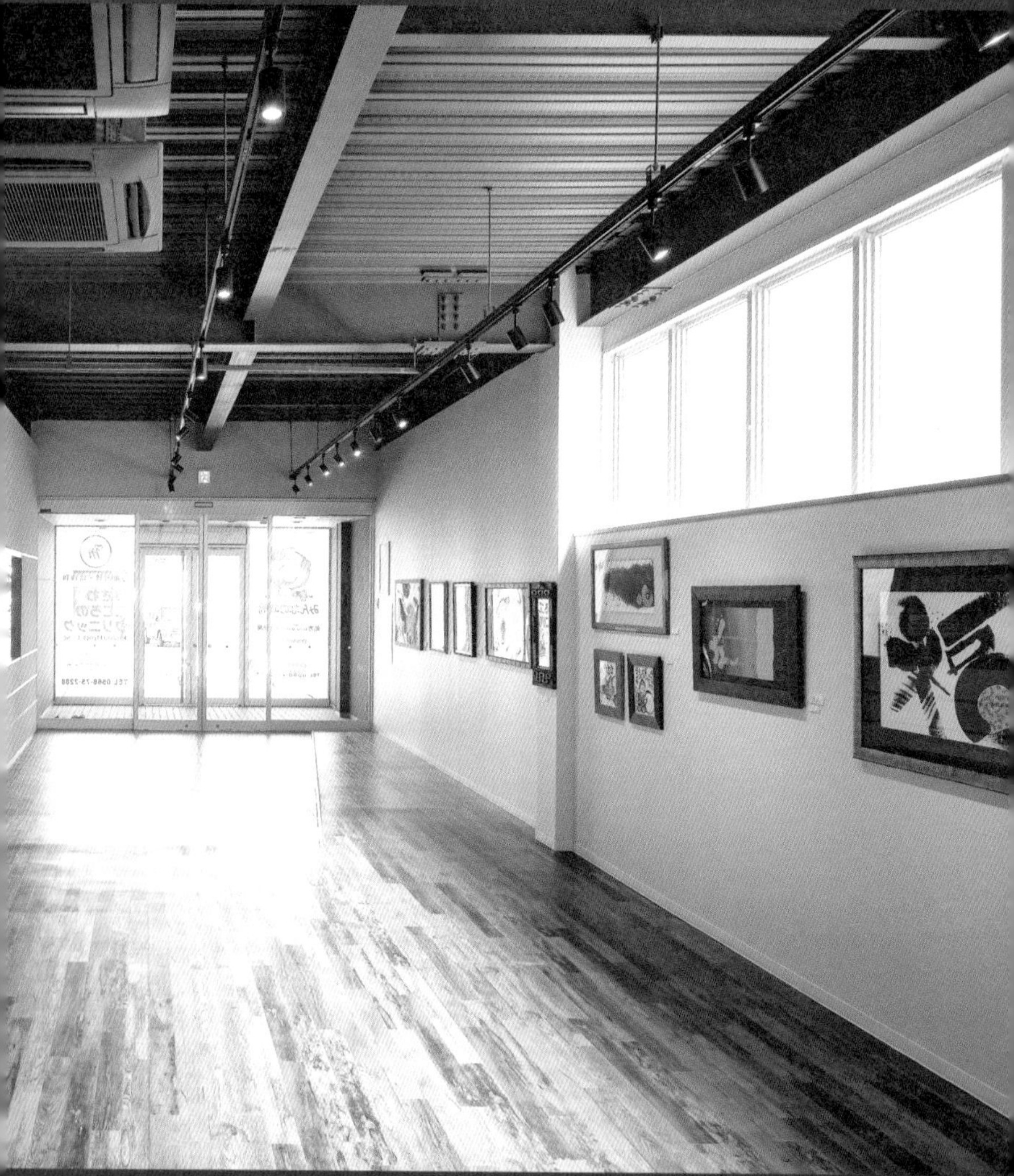

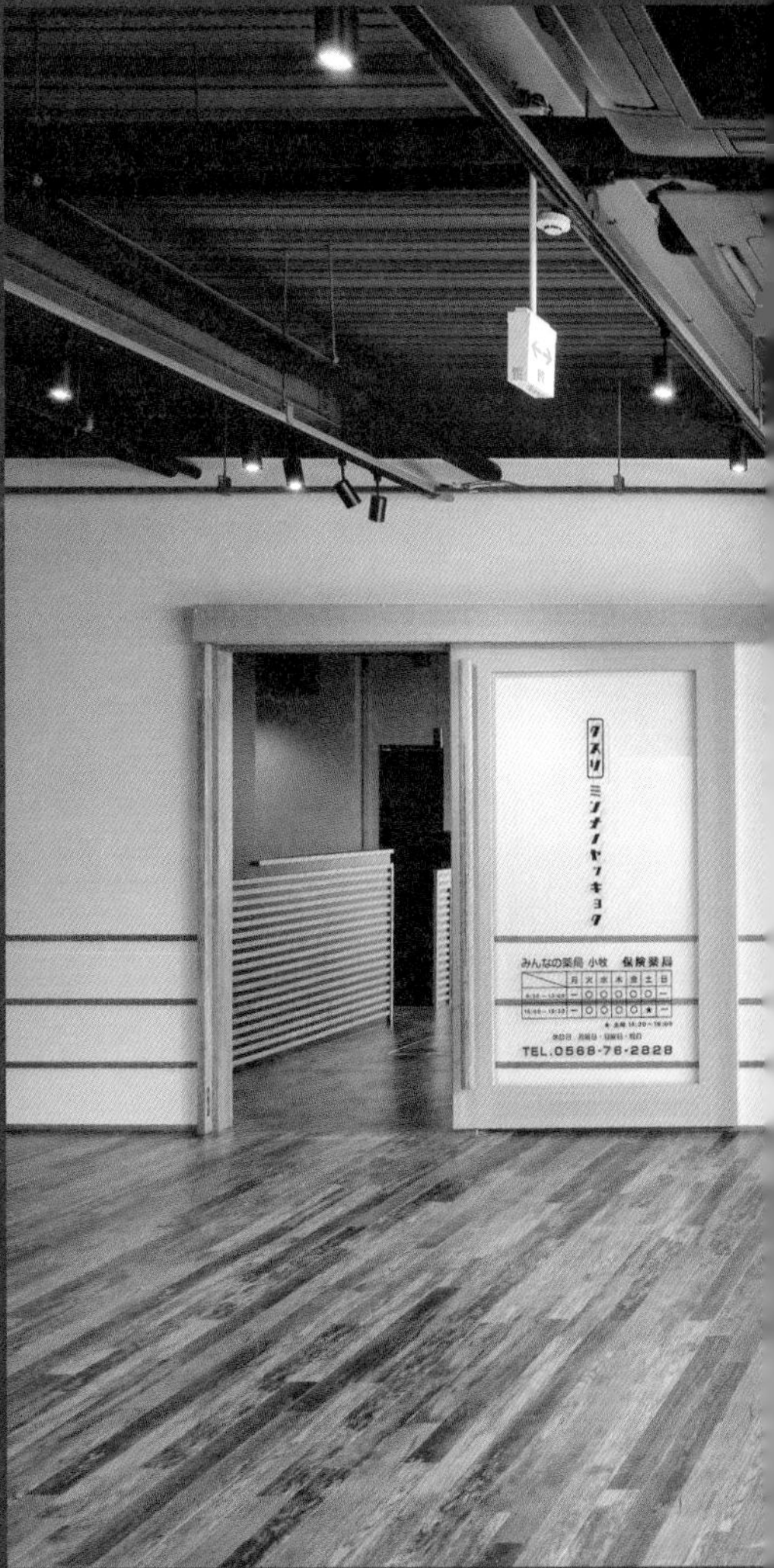

ギャラリーを併設した
みんなの薬局9店舗目「小牧」。

ドクター、患者さん、薬剤師が
支え合うイメージのロゴ。

MEDICAL BRAIN
みんなの薬局

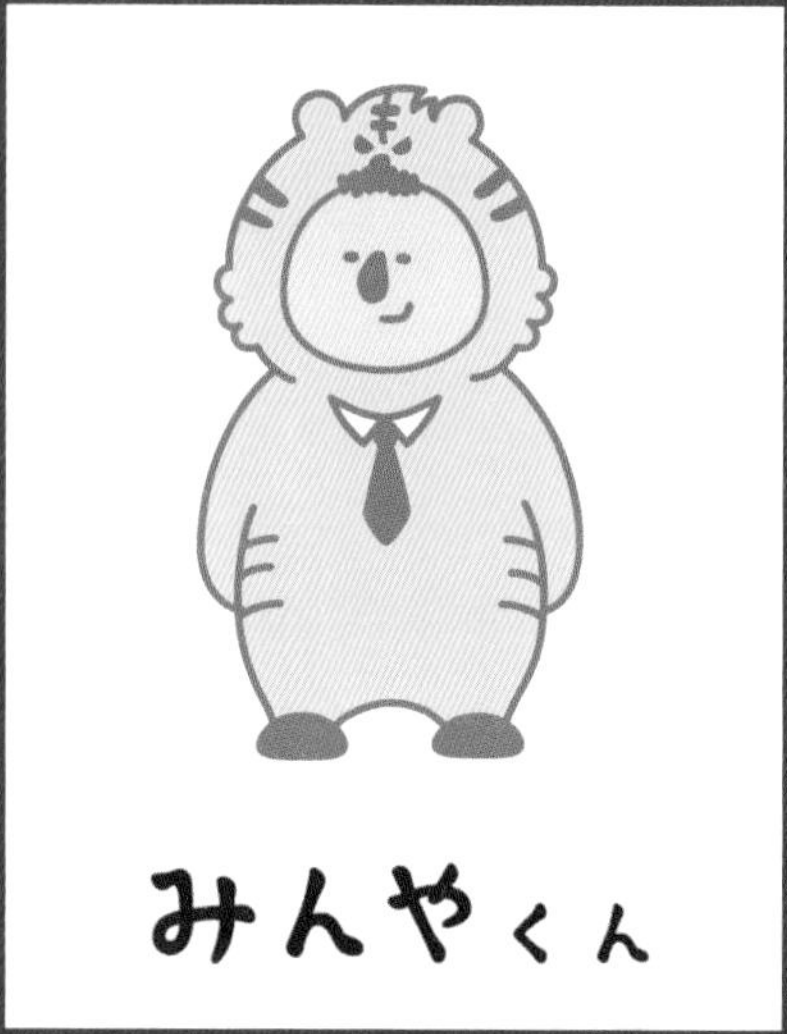

イメージキャラクター
「みんや」くんは、
いろいろなところで活躍中。

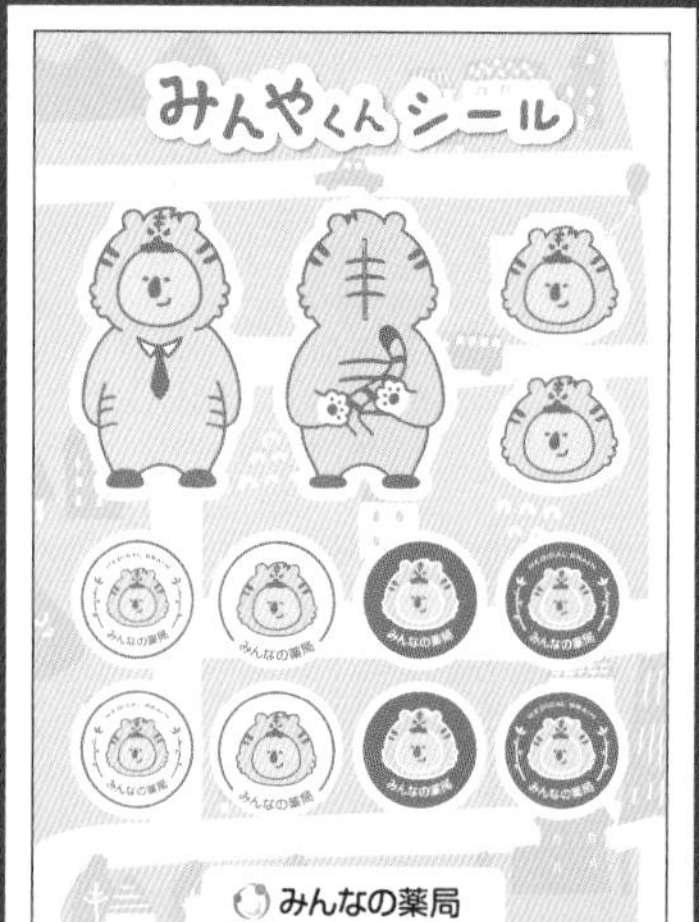

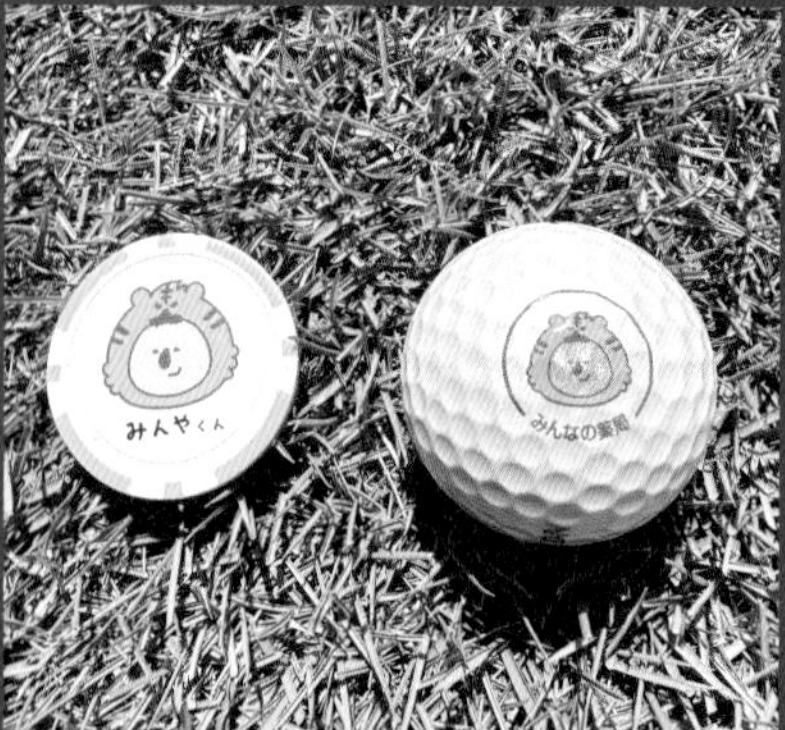

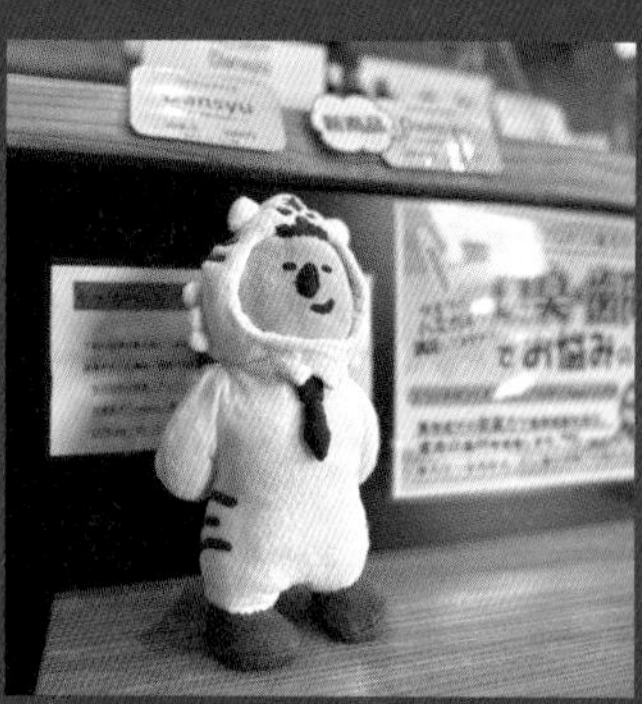

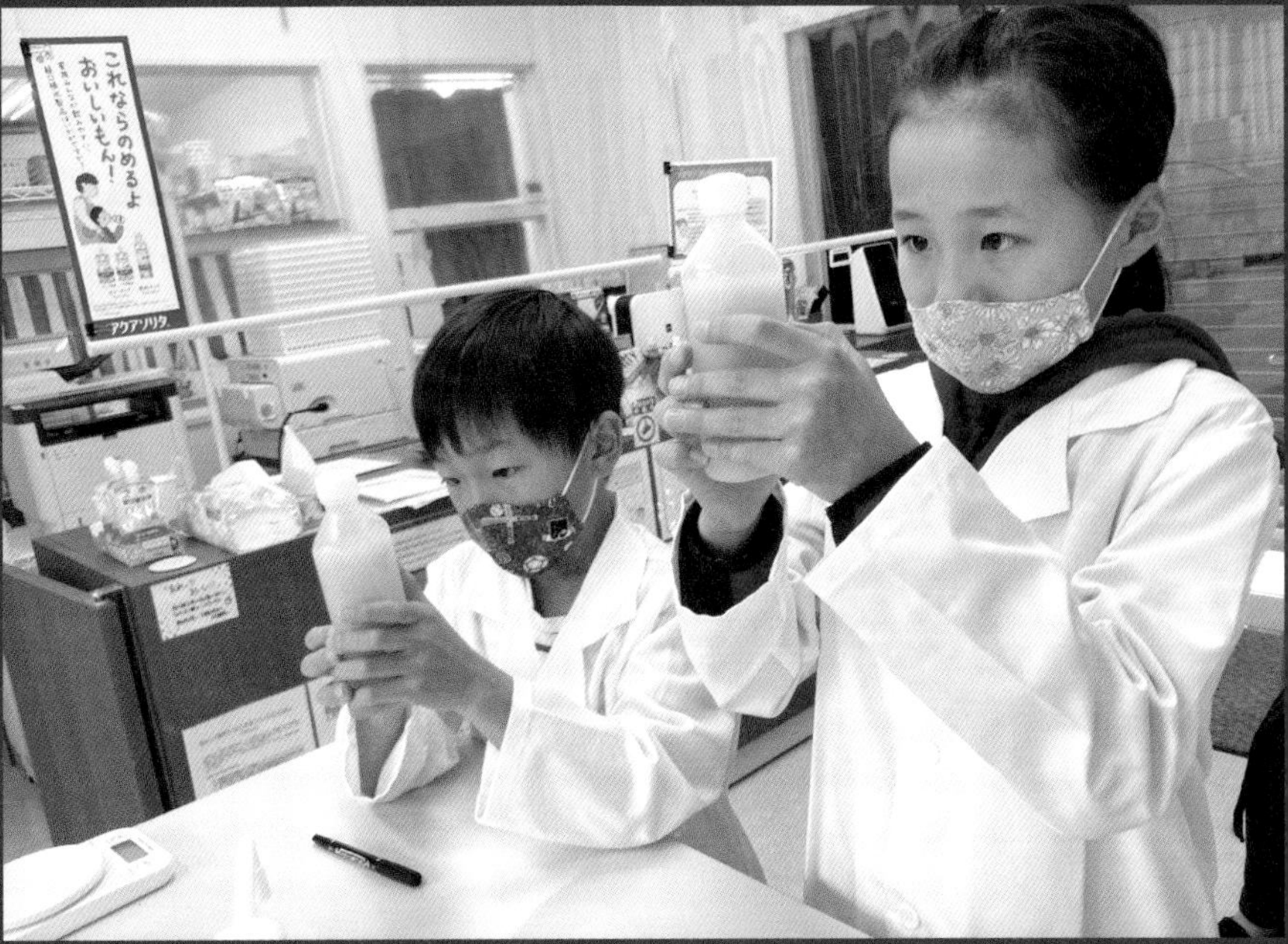

↑子ども薬剤師体験。ジュースを使って真剣に調剤！
↓未来の薬剤師たち。薬袋に入れたら患者さんにお渡し。

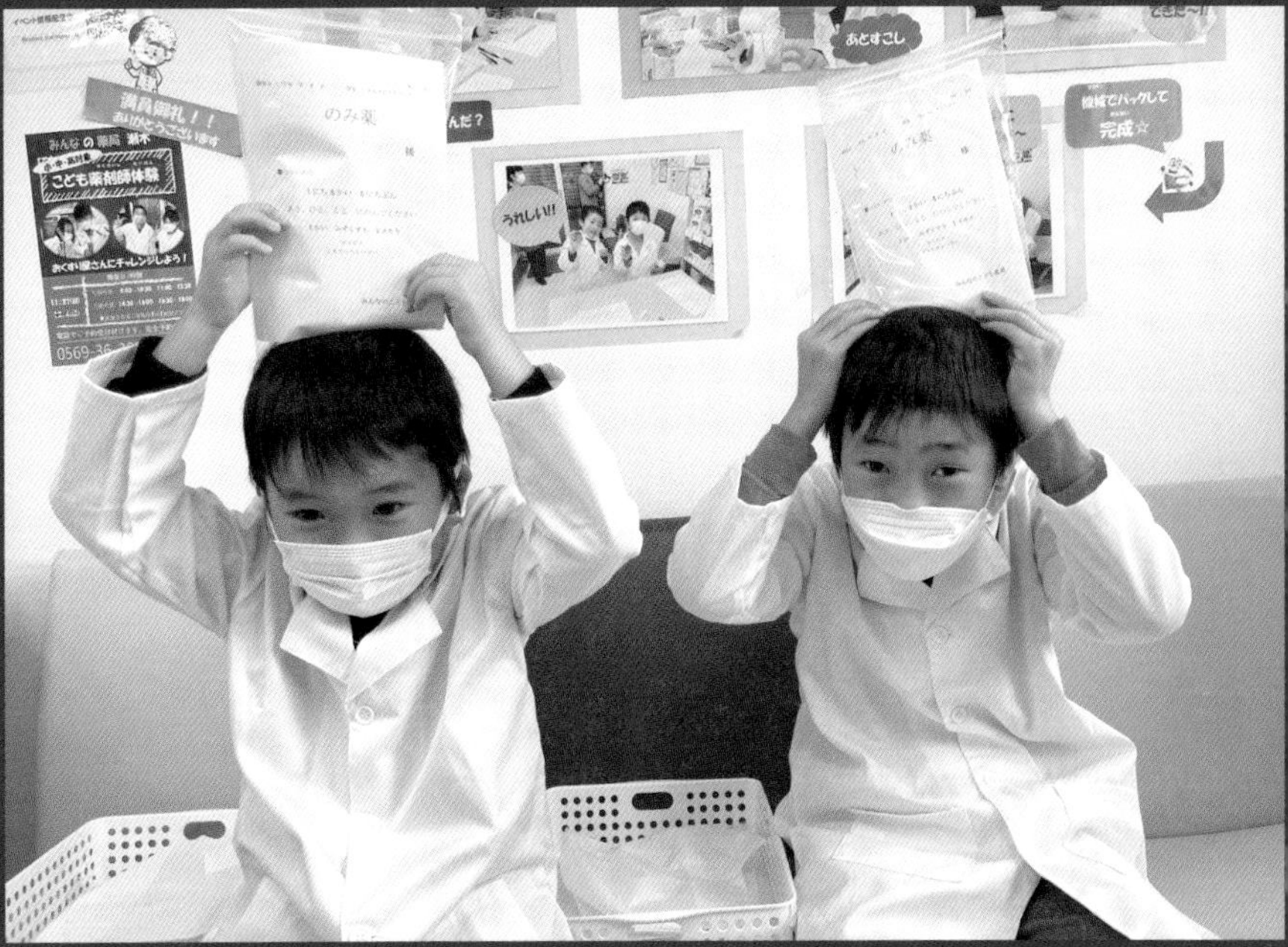

自ら上昇気流を起こし、
周りを巻き込める者だけが、
「勝てる調剤薬局」をつくることができる。

宇宙帝王学式

成功する調剤薬局経営

松原扶樹
株式会社メディカルブレイン
代表取締役

まえがき

「これからの薬剤師は、未来がなくて大変だよね」

先日、夢のある実習薬学生が研修先の薬剤師から、こんな言葉をかけられたと聞いて、驚きました。

確かに今の日本の薬局業界には、ネガティブなニュースがあふれています。コロナ禍がそれに拍車をかけました。

また少子高齢化による医療費拡大を抑えるために、診療報酬や薬価は下がりつづける一方で、薬剤師やコメディカルの採用コストも年々増加。大手はともかく、中小が継続的に経営していくのは難しい状況になっています。

さらにオンラインで処方薬が届くいわゆる「Ａｍａｚｏｎ薬局」も今、注目されています。オンライン化が進むと、わざわざ薬局に薬をもらいにいく必要がありません。そんななかで果たして、今の薬局が生き残れるかどうか。そういう議論もありますね。

しかし私は、こう考えます。そんなネガティブな人間や会社が多いからこそ、ポジティブな人間や会社は生き残ることができる。薬局業界でいうと、たとえばコロナ禍で売上が落ちた、法改正が厳しい、オンライン化についていけない、そう嘆く前に、コロナ禍だから新しいことができる、法改正があったからこそ、今はこれができる、オンライン化が進むなら、じゃあうちもこうやってみようと考えられることが重要なのではないでしょうか。

申し遅れました。株式会社メディカルブレインの松原扶樹です。愛知県で保険調剤薬局を運営しながら、ドクターの新規開業や医業経営を支援する会社の代表を務めています。

私の経営する保険調剤薬局『みんなの薬局』は、２０１５年に1号店を開業して以来、売上を着実に伸ばし、現在は10店舗を展開しています。年商は10億円超。さらに、これから3店舗オープンすることも決まっています。

なぜ私がこんな時代に、売上を伸ばし続けてこられたのか。速いスピードで出店できたのか。その根底には「宇宙帝王学」という考え方があるからです。

宇宙帝王学とは、宇宙＝スピリチュアル、帝王学＝伝統的な教育、この二つを組み合わせた造語ですが、私自身が培った経験を土台に、人としてどうあるべきかという根源を理論としてあらわしています。

宇宙帝王学は人間の潜在意識にアプローチするので、自分本来の力が発揮できるため、どんどんステージが上がり、上昇気流を起こすことができます。自分が上昇気流を起こせば、周りも上昇気流に乗って、全体が次元上昇していく。

私が一冊目の書籍のタイトルにもなった〝AGEMEN《あげめん》〟と呼ばれるゆえんです。

この本では、宇宙帝王学をベースに、自ら上昇気流を起こし、周りを巻き込んで〝勝てる薬局〟をつくるためのノウハウをたっぷりお話しします。

- **今は薬剤師として働いているけれど、いつか独立したいと考えている人**
- **薬剤師ではないけれど、薬局経営に興味のある人**
- **すでに薬局経営をしているけれど、さらに店舗を増やしたい人**

そんな方に、とっておきの秘訣をお伝えしたいと思います。

宇宙帝王学式成功する調剤薬局経営　目次

口絵……2
まえがき……10

PROLOGUE
『みんなの薬局』開業から今日まで

2015年に1号店を開業……20
「愛とコネと金」で滑り出し順調……21
5店舗目の出店は苦労の連続……23
ご縁がご縁をつないで新店舗開業に……26

CHAPTER 1
勝てる薬局・勝てない薬局

薬局は〝BtoB〟であり〝BtoC〟……30
勝てる薬局の7つの要素……31

勝てない薬局は、なぜ勝てないのか……48

CHAPTER 2

ドクターとどうつき合うか

ドクターとよい関係を築くために大切なこと……52
ドクターとの関係がこじれたら……66
2週間に一度は必ず御用聞きに……68

CHAPTER 3

スタッフとどうつき合うか

「働きたい」と思える職場をつくる……72
運営はスタッフに任せる……74
マンネリ化を防ぐには……76
DX化でスタッフの負担を大幅減に……77
薬剤師が収入を増やすマインドとは……82

CHAPTER 4

患者さんとどうつき合うか

薬剤師は患者さんの「コンシェルジュ」……86
患者さんの「ありがとう」の先にあるもの……90
店舗はカフェのようなくつろぎ空間に……91
DX化やサービスで魅力を高める……94

CHAPTER 5

いよいよ開業！

個人事業主か法人か……98
会社設立時は専門家に相談を……101
開業までの道のり……102
開業にかかる費用は建築費で変わる……104
金融機関で融資を受けるときのコツ……112
「事業計画書」「必要資金一覧」をつくる……113

キーパーソンは支店の担当者……117
金利を下げるノウハウ……121
薬局の門前集中率を下げるために……123
内科と組むのがベスト!?……125
どんな店舗にするか?……126
おしゃれな店舗は広告になる……132
スタッフは薬剤師以外に調剤事務も必須……134

CHAPTER 6

どう店舗を運営していくか

調剤薬局のお金が入るしくみ……138
売上を立てるには……143
医薬品卸業者は3種類……150
節税はこう考える……153
いざというときはすべてを受け入れる……156

CHAPTER 7

多店舗展開を考えよう

多店舗展開をすすめる理由……160
次の案件を見つける3つの方法……164
M&Aで取得するときのポイント5つ……174
関連会社をつくり、さらなる発展を目指す……181
あとがき……184

PROLOGUE

『みんなの薬局』開業から今日まで

2015年に1号店を開業

私が医療業界に入ったのは、高校卒業後のこと。高校時代からアルバイトをして、お金を稼ぐ喜びを知った私は、高校卒業後すぐに就職しました。就職先は、医薬品の卸業者。私の医療業界への第一歩は、医薬品卸業者の営業マンとして薬局やドラッグストアを回ることでした。

営業先の大手チェーンの調剤薬局の後継者から「うちの会社に来ないか」と声をかけられたのが20代前半のこと。新しい世界に魅力を感じた私は、二つ返事でその調剤薬局に就職し、その後は運転手役として創業者である会長に日夜帯同しました。そこで、調剤薬局を立ち上げるときは、処方せんを出してくれるクリニックと組む必要があること、そして売上を立てるには、処方もとのクリニックのドクターと深くつき合うこと……、調剤薬局の開業&運営の基本中の基本を学びました。

調剤薬局に延べ14年、広告代理店にも数年勤め、40歳で独立起業。2015年9月、愛知県安城市に『みんなの薬局』1号店となる三河安城を立ち上げました。

「愛とコネと金」で滑り出し順調

私は常々、仕事は「愛とコネと金」と言っています。この3つがあれば、必ず上昇気流に乗って、成功をつかむことができるのです。

そもそも1号店をつくろうと思ったきっかけは、もといた調剤薬局の新規立ち上げの案件が宙に浮いていたからです。当時、営業マンだった私は、新規開業するドクターを口説き、クリニックの前に調剤薬局をつくらせてもらうことに血道を上げていました。

そのときもドクターの開業を手伝い、店舗まで確保したのに、遠方だからという理由で会社からゴーサインがおりなかった。そこで私はこれも何かの縁と思い、会社を辞めて起業。『みんなの薬局』をオープンさせたのです。

1店舗目と2店舗目はほぼ同時並行で進みました。実は1店舗目と2店舗目の門前クリニックのドクターはご兄弟。

1店舗目は、正確にいうとM&A（企業の合併買収）で、1年間は別のオーナーが経営していらっしゃいました。急遽、経営を替わってほしいということで私に白羽の矢が立ったのです。

そして、ほぼ同時期の2015年9月と11月に開業となったのです。

2017年10月開業の3店舗目の稲沢は以前、私が立ち上げたクリニックが医薬分業するタイミングにつくったものです。2018年2月開業の4店舗目の中村は営業で勝ち取りました。

5店舗目の出店は苦労の連続

4店舗目までは着実に店舗を増やして、5店舗目をずっとつくりたいと思い、いろいろなところに営業をかけていましたが、なかなかうまくいきません。資金面や規模感が魅力的なクリニックは、競合が非常に多く、我々のような中小企業は実績を積んでいかないと、なかなかご縁を結べません。

また最近は、薬局業界もM&Aの話が多いですが、いい情報はたいてい大手の会社に流れていく。金額的にも億単位で取引されていきます。ですから中小企業や個人に流れてくるのは、たいていハズレの情報です。

そんななか、2019年12月開業の5店舗目の瀬木、2020年10月開業の6店舗目の守山と7店舗目の豊明は、M&Aで取得しました。

5店舗目は、業界の友人から話がきました。大手は大手なりに求める規模があり、いくら数字がよくても自社ではちょっと取り扱いにくいよね、そういう店舗は切り離して売却する。そこを私が譲り受けたわけです。

もともとその支店長とは、長いつき合いがあり、営業のノウハウを教えてほしいと頼まれて教えたこともありました。いろいろ話しているうちに「こういう案件があるんだけど」と持ってきてくれたのが、この話。表に出すと、仲介手数料がかかってしまうので、直接取引できないか、と言ってもらい、こちらの予算内で買うことができました。まさに愛とコネと金の世界です。

6店舗目と7店舗目は、M&A仲介会社から購入しましたが、その担当者はもともと当社のメインバンクにいた人。実績をつくりたいから、と声をかけてくださって、2店舗まとめて買うことができました。

2021年5月に開業した8店舗目の各務原は、知り合いの紹介で獲得した店舗です。こちらも数件のコンペ案件でしたが、ドクターの信頼を勝ち取り、出店することができました。

２０２２年４月に開業した９店舗目の小牧は、開業する３年ぐらい前からドクターに積極的に接触、３店舗目でお世話になっているクリニックのドクターからの紹介でした。

３年ほど前に「開業するかどうかわからないけれど、こういう人がいて」という感じで情報だけもらい、ずっとアプローチをかけていました。こちらから口説いて口説いて、開業する場所もだいたい当たりをつけていましたが、クリニックサイドにＭ＆Ａの話が浮上し、いったんご縁が切れてしまった。

しかし数カ月後に、またドクターから連絡がきて「Ｍ＆Ａは、あまりいい話じゃないからやめようと思う。もう一回、組んでもらえないか」という話でした。そこから私は、すぐに場所を提案し、ここでやろうと開業したのが９店舗目です。

２０２２年12月にオープンしたばかりの10店舗目の半田は、初めて医薬品卸業者から話をもらった店舗です。「このエリアでクリニックを開業する話がある」

と優先的に話をもらいました。

ご縁がご縁をつないで新店舗開業に

今後、2023年12月に11店舗目、2024年4月に12店舗目、5月に13店舗目をオープンさせる予定です。

12月オープンの店舗は7年ほどおつき合いのある先生。この先生とは、いろいろ話すうちに距離が近くなり、一緒にゴルフをやったり、ロードバイクに乗りに行ったり、プライベートでもつき合うようになりました。そして今、開業のお手伝いをしているわけです。

4月にオープンさせる店舗に関わるクリニックは、2店舗目のクリニックのドクターの友人の方。「こういう薬局があるよ」と声かけしてくださって、ご縁をいただきました。

5月にオープンさせる店舗は、私が最近、名古屋市に居を移してから知り合った方からのご紹介です。そのドクターとは引っ越して半年後に知り合い、すでに薬局を決めて、物件も探していらっしゃったけれど、条件に見合うところが見つからなかった。そこで私が紹介を受けて、当初は開業のコンサルティングだけ行う予定でしたが結局、調剤薬局も手掛けることになりました。そこからすぐに物件を30件探して、先生に提案し「ここがいいよね」というところを見つけて、今年の春に契約できました。

こうして振り返ってみると1号店から、まさに愛とコネと金を体現した店づくりになっています。

店舗をオープンできたのは、紹介か営業、あるいはM&A。トントン拍子で進んだところもあれば、苦労したところもありました。

そんななかで、なんとか勝つことができたのは、それまでにつながっていたご縁や先生との信頼関係など、目に見えないものを大切にしてきたからかもしれません。

CHAPTER 1

勝てる薬局・勝てない薬局

薬局は〝B to B〟であり〝B to C〟

そもそも保険調剤薬局とは、保険指定を受けた薬局で、その多くが病院の門前にあります。患者さんは病院のドクターから渡された処方せんで薬を受けとります。

かつて病院の中で渡されてた薬を、病院の外の薬局で渡そうという流れになったのが、1974年のこと。いわゆる〝医薬分業〟です。つまり医薬分業がきっかけで、病院の門前に調剤薬局ができた。そこから〝門前薬局〟が増え始めたのです。

門前薬局としての成功は言うまでもなく、患者さんがたくさん来ることです。そのためには門前のクリニックに、たくさん患者さんが来ることが大前提。つまり門前のクリニックが繁盛すれば、自然と調剤薬局も繁盛するわけです。

そう考えると、調剤薬局にとってお客様は、患者さんだけでなくドクターもそう。薬剤師の役目は患者さんに薬を正しく届けることですが、流行るクリニックの門前に店舗をつくり、ドクターとよい関係をつくっていくのが薬局オーナーの役目なのです。

薬局は〝BtoB〟でもあり〝BtoC〟であることを、まず念頭においておかなければいけないのです。

勝てる薬局の7つの要素

そのなかにあって勝てる薬局とは、どういう薬局なのか。くわしく解説していきましょう。私は勝てる薬局に必要な要素は、次の7つと考えています。

1 経営者目線を持つ

2 経営理念

3　コンサルタントとしての発想

4　オーナーのコミュニケーション能力

5　オーナーの情報収集力

6　店舗のDX化

7　店舗の差別化

1　経営者目線を持つ

調剤薬局のほとんどが公的保険制度に基づいている保険調剤薬局ですから、セオリー通りにやっていれば、そう大きな失敗をすることもないとされてきました。しかし、これからの時代は違う。薬局オーナーも、一般の会社の経営者のように経営者目線がないと厳しいでしょう。

大切なことは〝経営センス〟と〝マーケティング感覚〟です。

私の考える経営センスというのは、いかに先行投資ができるかどうか。サラリーマンは、自分でもらったお金を、いかに守っていくかという考え方が強いけれども、経営者であれば、どこで使うべきか、どこまで使えるかということを考えます。

たとえば以前、ある薬局オーナーが、門前のクリニックのドクターとのコミュニケーションの一環として行っていた食事会などをやめたことで、ドクターとの関係を悪化させてしまったという話を聞きました。ドクターと円滑にコミュニケーションをとっていくための経費をどう考えるか、先行投資と考えるか。そのとらえ方が経営センスだと思うのです。

経費の使い方はさまざまですが、その使い方に正直、ハテナマークがつくことがあります。いろいろなことに経費を使うことは、もちろん悪いことではありませんが、それをコミュニケーション費用として投入したほうがリターンが大きい。

私は、ついそういう発想を持ってしまうのです。

〝マーケティング感覚〟とは、時代の変化や進化を察知し、どんどん新しいチャレンジをしていくこと。

これだけ薬局の「オンライン化」や「自動化」が話題になっているのに、昔からこの業界にいる薬局の人たちには「これからの時代はそうかもしれないけれど、うちは関係ないよね」と、どこか他人ごとにとらえている人が多い。

しかし今の若い人たちには、そういう新しい流れを敏感に感じて、取り入れていこうという気持ちが強くあります。だからこそ薬局オーナーは、業界の動きを俯瞰し、まもなく訪れる薬局が「オンライン化」や「自動化」されていく未来を想定し、自分の薬局でも取り入れることができないか検討してみる。自分の薬局のことしか見ていない薬局は、勝ち抜くことはできません。

薬局内でも「あの薬はどうだ」「この点数が」ということばかりでなく、「あそこでこういう店が流行っている」「こういう時代のニーズがあって、こういうことに取り組んでいる」といった話題もあってもいいのではないかと思います。

2　経営理念

薬局を経営するには「当社はこういうことを大切にして社会に貢献します」という経営理念が必要です。

『みんなの薬局』を運営するメディカルブレインの経営理念は〝誠心誠意〟です。

私自身、相手の立場に立ち、行動することがすべてだと思っています。つまり相手がどういう状況で、どういうことを求めているかということを常に考える。たとえば今のタイミングで、この話をしたいけれど、相手はそれどころじゃないとき。

ならば今は肚におさめて別の機会を待とう……。

真に相手の立場、今その人が置かれている状況に対して、どう接していこうかと考えることは、身内のように関わるということです。つまり相手はドクターや医薬品卸、医療機器業者、薬剤師、患者さん、誰であっても〝家族〟のように接することができるかどうか。それができる人が、まず成功に近づけると私は考えます。

私が新卒で入社した医薬品卸時代の上司から聞いて、いまだに記憶に残っている話があります。その上司は、たまたま地方に営業に行き、目の前の交差点で交通事故が起きた。そこで事故に遭った人を助けたら、その人はたまたま近くの薬局の店主だったと。こちらは誰とは知らず、相手のことを助けたけれど、それがご縁で、その薬局との取引が始まったそうです。相手が誰でも家族のように接すると、ご縁を引き寄せることができるのだなと心に響きました。

3　コンサルタントとしての発想

私たちの運営する調剤薬局は、クリニックの前に建っている門前薬局ですから、調剤薬局の命運はクリニックが握っているといっても言い過ぎではありません。繰り返すようですが、クリニックにたくさん患者さんが来れば、その処方せんを持って患者さんたちの多くは門前の調剤薬局に来ますので、調剤薬局の売上はクリニックの売上にかかっている。

だからこそ薬局オーナーは、クリニックの立ち上げから関わり、どこにクリニックをつくると流行るか、経営を軌道にのせるにはどうしたらいいか、ドクターのモチベーションをどう上げていくか、オーナー自身がドクターのコンサルタントとなって、ドクターと一蓮托生でやっていくことになります。

そもそも私は1店舗目の開業準備の段階から、ドクターのコンサルティングを行ってきました。

起業前に勤めていた大手チェーンの調剤薬局の会長のやり方を見ていて、ご縁をいただいた先生と強い関係性をつくれば、調剤薬局をつくることもできるし、儲けることもできると学んでいたからです。ならば、これから新しく出てくる先生と最初から組めば、そのあとも自然につながっていくだろうなと。コンサルティング業務は、あくまでも自分の店の大元をつくるための業務ととらえていたのです。

クリニックの開業までには概ね3年かかりますから、開業の見込みのあるドクターには3年前からアプローチし、その支援を行います。そして開業してからは経営相談にものりますから、ドクターとは10年、20年と、長いおつき合いになると肚をくくらなければいけません。

つい先日の話です。すでに開業しているドクターと、勤務医の弟さんの3人で話していたときのこと。弟さんが、この辺りのエリアに開業できたらいいな、という話をされていました。

具体的な話はまだ出ていませんでしたが、その後、私はお二人に対して、たまたま出てきた該当エリアの物件情報を送りました。そうすると、さっそくああだこうだと議論が始まりました。私としては少し先走ったかなと「余計な情報を流してごめんなさいね」と伝えたところ、「こういう情報があったほうが、いろいろな議論ができていいです。ありがとうございます」という返事をいただきました。ならばと、そこからはどっぷり入り込んで、弟さんの3年後の開業に向けて動き始めました。

調剤薬局をつくりたいというだけなら、こういう発想にはなりません。ドクターが、おいしいリンゴをたくさんつくるには、どうしたらいいか。そのためには、どういう肥料を与えて、どういう環境でつくるかを考える。それこそがコンサルタント的な発想なのです。

またコンサルタントとしての顔があれば、ドクターと深い話をしやすくなります。ドクターは、薬局オーナーのことを単に薬局オーナーとしてしか見ませんので、「薬剤よろしくね」で終わりますが、コンサルタントが相手なら、「こういうときは、どうしたらいいんですか？」と相談ベースで話が進んでいくのです。

そんなふうに薬局オーナーは、ドクターのコンサルタント役も担うわけですから、不動産会社や建築会社、税理士、弁護士など、いろいろな専門家とつながり、それぞれに専門性を発揮できるコミュニティをつくることが、薬局経営やコンサルティング事業を発展させるカギになります。

特に土地や物件の調査は、地元の不動産会社にはできません。専門の開発会社でなければ難しい。資金力のある大手の調剤薬局なら、億単位の金額を投入して、物件を開発できますが、中小の我々にはそこまでの資金力はない。しかし専門の開発会社とつながって実績をつくれば、それも不可能ではありません。

私と関係の深い開発会社とのつき合いは、もう20年以上。ドクターが土地を探すというときには、まずその会社に連絡するところから始まりますね。

4　オーナーのコミュニケーション能力

コミュニケーションと一口にいっても〝ドクター〟〝薬剤師〟〝患者さん〟、それぞれで関わり方にポイントがあります。調剤薬局の円滑な運営には、どれが欠けてもまなりません。大切なことは、それぞれの立場に立って、その特性を知ることです。

ドクターは代々医者の家系の人も多く、子どもの頃からそういうプレッシャーにさらされて育ってきたうえ、国家試験をパスし、今もなお人の命に関わる、大きな緊張感の中で働いている人です。

薬剤師も、ある一定期間、そこに入り込んで、国家試験をパスし、今も日々新しい薬について学んでいます。ドクターとはまた違う立場で、緊張感を持って患者さんと向き合っています。

ドクターにしろ、薬剤師にしろ、私はいつも尊敬の念を抱いていて、彼らと話していると自然と「よくそれを乗り越えてきましたね」「どこからそんなモチベーションがわいてくるんですか」といった言葉が出てきます。心からのリスペクトでコミュニケーションしていると、相手もまた心を開き、いろいろな話をしてくれます。

調剤薬局に見える患者さんは、お薬を必要としていて、来局します。ですから、こちらは常に目配りして声をかけたり、手を貸したり、いろいろなことに配慮し、コミュニケーションをとっていくことが大切になります。

5 オーナーの情報収集力

勝てる薬局をつくれるかどうかは、勝てるクリニックの門前に薬局を構えられるかどうかにかかっています。そのためには、勝てるクリニックのドクターの情報をいち早くつかむこともまた重要です。ドクターの情報は、ドクターのつながりや医薬品卸業者など、いろいろなところから入ってきます。

なかでも医薬品卸業者は「あそこの二代目がそろそろ帰ってくるよ」「あのクリニックが外に薬を出したがっている」といったドクターの開業やM&Aなどの情報を、いち早く握っています。

しかし、そういった情報は、たいてい大手調剤薬局に優先的に流れて、我々のような中小の調剤薬局にはなかなか入ってきません。そこを早く流してもらうには、なるべく優先順位の高いポジションで商売できるように心がけるのはもちろん、医薬品卸業者とも、よい関係を築いておくことが大切です。

医薬品卸業者とつき合う際に大切なことは、ただ自分本位に相手から情報を引き出そうとするのではなく、相手もWINになるような情報を流してあげること。

私の場合、「これからこうやっていくんだ」「こういう展開を考えている」など、こちらの戦略もすべて開示します。こちらからオープンに話していくと、相手も肚を割って話してくれて、だんだん関係性が深くなっていきます。そのおかげか10店舗目は、まさに医薬品卸業者から紹介を受けて、取得できました。ありがたいとしか言いようがありません。

また開業情報は医薬品卸業者だけでなく、ドクターのネットワークからも入ってきます。ドクターとのおつき合いは、ふだんから大切にしすぎるほど大切にして差し支えありません。

そもそも自分がその情報を受けとれる器でなければ、情報は入ってきません。情報が入ってくる人間とは、信頼できる、人望が厚い人間。そういう人間になれるように、自分を磨き上げなければいけないということです。

6　店舗のDX化

これまでアナログで行ってきたことをデジタル技術に置き換える、DX（Digital Transformation）の波は、薬局業界にも押し寄せています。

会社経営には、ES（従業員満足度）とCS（顧客満足度）の両方が大切ですが、店舗のDX化はどちらも叶えるものです。

ESの観点から『みんなの薬局』で導入しているのは、〝薬の監査システム〟〝iPadを利用した薬歴システム〟〝iPadを使ったクラウドレジ〟などです。これらの導入によって、スタッフの負担が軽減し、働きやすくなっただけでなく、人員が少なくてすむため、休みもとりやすくなりました。

CSの観点からいうと、電子お薬手帳や処方せんのアプリ送信を始めました。電子お薬手帳とは、文字通り電子版のお薬手帳。紙のお薬手帳と同じように、スマホなどに薬の情報を保管できるようになりました。処方せんのアプリ送信は、患者さんが薬局に処方せんをアプリで送信し、薬局での待ち時間を短縮できるしくみです。その他、クレジットカードや電子マネーを使えて、ポイントをためることもできます。

患者さんの利便性を考えると、カード決済できるほうがよいですが、店側がカード決済システムを取り入れると、カード会社に3％程度の手数料を支払わなければなりません。しかし、その3％がむだと思うと勝てません。逆に3％で、これだけ集客できるんだな、と考え方を変えていけば勝てる。患者さんはクレジットカードも電子マネーも使えて、ポイントもたまるなら、全く使えない薬局じゃなくて、使える薬局に行こうとなりますよね。

7 店舗の差別化

調剤薬局に来る患者さんが減り、売上が下がっている今、門前のクリニック以外から処方せんを持ってきてもらうにはどうしたらいいか、あるいはどうやったら処方せんがなくても薬局へ入りやすいか……。

患者さんからすると、クリニックの門前薬局で薬を受けとるのがいちばん楽。

ですが、そこに甘んぜず、患者さんに楽しんでもらえる薬局にするには、他とは一味違う魅力が必要です。

『みんなの薬局』は、ギャラリーを併設した居ごこちのいい空間、あたたかみのある接客や空間、子ども薬剤師体験などのイベントなど、さまざまなサービスに取り組んでいます。これらは訪れる患者さんのためでありながら、同時にドクターのためでもあります。

そもそも繁盛するクリニックの前に調剤薬局をつくれば、その調剤薬局は繁盛しますから正直、機能性があればデザインは必要ない。プレハブ小屋であっても、そこそこ収益が上がるのに、なぜ私がそこまでこだわっているかというと、この先開業を考えているドクターに選んでもらうためです。

開業を考えているドクターと「はじめまして」で出会ったときに、当社のパンフレットやウェブを見て、『みんなの薬局』のインテリアやギャラリーに運命を感じてくださる先生もいらっしゃいます。

「こういう薬局と組みたい」と、はっきり言ってくださった先生もいました。また実際に開業したあとも「こういう薬局と組んでいる」と、他のドクターに誇らしげに話してくださっている先生の姿を目にしたこともあります。

さらに魅力的な薬局をつくると、「ここで働きたい」という薬剤師も増えますし、M&Aの対象になったときに買ってもらいやすい。そのメリットは計り知れません。

勝てない薬局は、なぜ勝てないのか

勝てる薬局のポイントを解説しましたが、では勝てない薬局とは、どういう薬局なのでしょうか。私は勝てない薬局のいちばんの大きな問題は、薬局オーナーのマインドにあると思っています。

　そもそも1店舗でも現状に満足し、事業拡大の意向がない。それなりに利益がとれるから、それ以上は拡大しない。他にも、つくるコストがかかる、一人だから無理、人を確保できない、後継者がいない、もう年だから……、言い訳もいろいろできます。

　でも、これから薬局を経営していくなら、多店舗で展開していくことは不可欠です。その理由については、CHAPTER7でくわしく解説します。

CHAPTER 2

ドクターと
どうつき合うか

ドクターとよい関係を築くために大切なこと

勝てる薬局をつくるには、門前のクリニックのドクターに対して、ときにコンサルタントとして開業、経営のアドバイスを行い、ときに家族のように喜びも苦しみもともにする、いわば運命共同体としてやっていく覚悟が必要です。

ドクターと良好な関係を築くために、私なりに大切にしていることがあります。5つご紹介しましょう。

1　ドクターの特性を知る

ドクターは忙しい日々を過ごし、たまの休日などの時間やお金の使い方なども さまざまです。ですから常によき相談相手を求めています。

ドクターの趣味も多種多様。ラグジュアリーを好む方、自分の趣味に没頭する方、家族との時間を大切にする方。

ドクターは、いわゆる高級志向というイメージがありますが、勤務医の先生、これから開業を検討している先生、ご実家を継承しようとする先生など多くのパターンがあり、全員が高級志向というわけではありません。

そういった特性を知りながら、ドクターの中に眠る欲求や欲望を満たすお手伝いをしていきます。

ドクターの特性を知らない人は、ドクターに対して「こんな無理難題を言ってくる」と不満を口にします。

たとえば先日、薬局起業を目指しているという若い人から、こんな話を聞きました。ドクターに営業をかけた末、ようやくアポがとれて一緒に食事に行ったけれども、先生の気分の波がはげしく、その後、3日連続で夜中に電話がかかってきて愚痴を聞かされたと。なんで自分がドクターの愚痴を聞かなくちゃいけないんだって文句を言うわけです。

でも私からすると、それを聞くのがいやなら、ドクターとつき合う意味はありません。相手を理解していないので夜中に電話がかかってくることにイライラする。でも、それはドクターから頼られている証拠。ありがたいことなのです。そういう感覚が薄い人は、いざ開業してもドクターとつき合っていくのは難しいでしょうね。

若い人だけでなく、ベテランオーナーでも失敗しているケースがあります。その人は古くから調剤薬局を経営しているオーナーで、門前のクリニックのドクターが代替わりし、若い二代目ドクターになりました。

その二代目ドクターは、きっかり昼になると、クリニックを閉めて、奥さんとランチに行って、夕方にまた戻って来る。それが薬局オーナーは気に食わない。「前の先生は、昼の時間に入っても患者さんを診ていた」と言うのです。でも時間になったら閉めて、ランチに行くことは悪いことでも何でもありません。朝から忙しく患者さんを診察されていて、緊張状態が続くドクターが、昼休みに一息つくのは大切な時間です。

コミュニケーションさえとれたら、「いっしょにランチに行きましょう」ということにもなるのに、面倒がってそんな話にもならない。薬局オーナーの不満の根底には、ドクターの特性を理解していないことに加えて、コミュニケーション不全もあるのです。

また、ドクターに対して不満を口にするオーナーの深層心理には、薬局オーナーとしてのプライドもあります。調剤薬局というのは、1店舗でもある程度、軌道にのれば売上はとれるので、そうすると「なんでドクターのご機嫌をとらなきゃいけないんだ」という気持ちになって、先生への感謝を忘れていくのです。そういう不遜な態度は、知らず知らずのうちに伝わります。その結果、ある日突然ドクターに「もうお宅の薬局とはおつき合いしたくない」と言われて、そこで初めて「ちょっと待ってください」となるパターンも少なくありません。

2 ドクターの基本データをおさえておく

ドクターと話すうちに、出身大学や家族構成、趣味の話が出てきます。それだけでなく、たとえば勤務医のドクターだと「今日は夜勤で、こういうふうに勤務して……」「年収は○○万円ぐらいだけど、時間がなくて大変」など、ちょっとした会話の中から勤務体系や年収、どんなことに不満を持っているのかということまでわかります。

私は、そういう会話で知り得たことを、すべてメモに書き留めておきます。そして手書きのメモは、あとでスプレッドシートに入力します。そのスプレッドシートは、ドクター別に情報を整理しているので、次にドクターに会うときは「この前、何をしゃべったかな」と、そのシートをチェックする。ドクターとの関係性を俯瞰で見られる状況をあらかじめつくっているのです。

たとえば「マラソンをやっている」と話していた先生がいらっしゃったら、次に会ったら「先生、今年はどんなレースに出るんですか?」と聞く。私は常々、ビジネスは「相手の立場に立つことが大切」と言っていますが、結局は相手の立場に立つことは自分のため。どうでもいいような情報をゴミととるか、宝ととるかは自分次第。私は、次のコミュニケーションに発展させるために、小さな情報も大切にとっておきます。このメモこそ、私にとってまさに勝てるツールです。

特にドクターは出身大学のネットワークが強いので、一人ひとりの先生の卒業大学と卒業年度は控えて、新しく攻める先生のところに行くときには必ず、それらを頭に入れておくようにします。

会話の中に大学名が出てきたら、「〇〇さんのことを知っています」「〇〇さんと一緒に仕事をしたことあるんですよ」と自分なりの関わりを披露すると、ドクターは安心します。それぐらいドクターにとって、大学のネットワークは信頼のおけるものなので、一人の先生とご縁ができれば、次につながる可能性も高いのです。

ドクターの家族構成を知っておくと、お中元やお歳暮を贈るときに役立ちます。小さなお子さんのいらっしゃる家庭にはアイスクリーム、年ごろのお子さんがいらっしゃる家庭には、おしゃれな焼き菓子など。特に最近は、デパートの地域限定のお菓子を贈ると感激されることが多いですね。

お中元もお歳暮も定期化していますが、たまに変わったものを贈ると、相手の期待値が上がるようです。次は何を贈ってくれるのかなと。そういう関係性がつくれたら、ささいな問題はいっぺんに解決しますよ。

また、誕生日や開業日などの記念日を調べておくことも必須です。誕生日に花を贈れば、「あの人は私の誕生日に忘れずに花を贈ってくれるんだ」と喜んでもらえます。これはドクターだけでなく、ドクターの奥様にも大事。奥様に喜ばれたら、その関係がくずれることは、ほとんどありません。ドクターは家に帰って奥様から「あの薬局のオーナー、生意気ね」と言われることほど、いやなことはありません。そうではなく「あなた、こういうものを贈ってくれたわよ。ちゃんとお返ししないと」と言われるようになれば、その関係は円満、安泰といえるでしょう。

さらにドクターのお子さんの学校についても調査しておきましょう。ドクターの子どもは、私立の学校から医者を目指す人が多いので「子どもが〇〇中学校に合格しまして」「無事に〇〇大学に受かりました」と、会話の中で学校名が出てくることが、たびたびあります。

私自身は公立の高卒ですが、ドクターの子どもが行きそうな私立の学校については、その学校の特徴や費用、ほかに通っている知り合いがいないかどうか、ひと通り調べておき、その学校名が出たときに、すぐに反応できるようにしています。

たとえ知らなくても「すごいですね。どんな学校なんですか」と興味を持って聞くと、ドクターも喜びます。子どもの学校の話は、ドクターからコミュニケーションを引き出す、ノウハウの一つなのです。

3　ドクターの立場に立つ

ドクターのモチベーションを上げるには、まずドクターの立場に立つこと。そうしなければドクターが本当に求めること、つまり〝勘所〟はつかめません。

私はドクターと話すときは、まずドクターの立場に立ち、「こういうことじゃないですか」と問いかけながら、ドクター自身の意識化されていない欲求や欲望を引き出すようにしています。「なぜそうされないのですか？」と聞くと、最初は先生もいろいろな理由を言うけれど、だんだんそれを望んでいることに先生自身が気づかれます。

気づきを促すために、「私も昔はこういうふうにやっていましたよ」「こんなに大変だったんで、今はこう変えました」と、こちらも裸の自分を見せながら失敗談を話すのも有効です。

たとえば最近、開業した心療内科の先生の話。開業当初から「多くの患者さんが見込めるので併設でカウンセリングブースをつくりたい」とおっしゃっていました。が、やはり最初から、そんなに人が来るわけでもないし、とりあえず軌道に乗ってからでいいか、とちょっと及び腰。

でも、どうして先生がそこで及び腰になっているのか、こちらからいろいろ問いかけながら、その理由を探っていく。そうするうちに、先生は最初のやる気を取り戻し、やっぱりやろうか、と事業意欲が戻ってきました。

4　ドクターの悩み相談にのる

ドクターと関係が深くなれば、経営や労務管理、採用について相談されることも増えてきます。

ひと昔前は、お金の話をいやがる先生はたくさんいました。「お金じゃなくて医療をやりたい」と言う。そこで私はいったん引きますが、その後、奥様と話しているど、「子どもが来年から私立に行くから、ちょっと頑張らないと……ねえ、あなた」って。

結局、金銭的課題はどこの家庭にも付き物。しかし先生は「そんなこと言ったって、僕が一日に診られる数は限られているんだ」と返すから、喧嘩が始まる。

そこで私は、たとえば「看護師に任せる」「仕事の役割を変える」「医者を雇う」といった、そんなに数を診なくても儲かるスキームを提案します。ドクターは医療のプロフェッショナルなので、自分が患者を診るという発想で、経営者という発想はないので、そこを私はお伝えするようにしています。

もっと売上を伸ばしたいという先生には、自費診療のノウハウを提供し、ブランディングのお手伝いをします。たとえば心療内科ならカウンセリング、整形外科ならコルセットなどオリジナル商品の販売などを提案する。

「アホらしくてやってられるか」という先生もなかにはいらっしゃると思いますが、そういうネタを持っていること自体が、コミュニケーションの中では強みになるのです。

「スタッフが辞めそう」「給料が安いって不満が出てきている」といった労務管理、あるいは「どういう採用方法で人を採ったらいいのか」「応募が多いけれど、どうしたらいいか」など、採用についての相談をされることもあります。

「先生の方針だけですよ」「どうやったら残ると思います?」「言いなりになるかならないか、先生はどんな手段をとりますか」……、そんなふうにこちらから先生に問いかけていくと、先生自身が答えを見つけていかれます。そこから、どれを選ぶかは先生次第ということです。

何年もつき合っていけば、次の展開も一緒に考えていくことになります。

「先生、これからどうされたいんですか?」

こちらからそんな問いを投げると、ふだん忙しいドクターも、ふと立ち止まって自分の人生や仕事について考え始めます。

そうすると「そろそろ駅前に分院をつくりたい」「後継者を探したい」と、ドクターの望みが自ら見えてくる。そうしたら、こちらも一緒にそれについて考えたり、調べたり提案したりといったことをして、ともに次の一歩を踏み出すことになります。

5　家族のようにつき合う

ここまでドクターのことがわかっていれば、もはや家族と同じです。この〝家族〟というキーワードは、ここ最近、私の中でわいてきたものです。

以前はドクターにとって、私は〝事務長〟という役割でしたが、最近は〝家族〟として見守るという役割になりました。そのほうがしっくりくる。

反対に、ドクターとうまくいかない薬局オーナーというのは、ドクターのことを家族どころか、全く考えていません。1店舗でも稼げてしまうので、ドクターがいて、私たち調剤薬局が成り立つという大原則を忘れているのです。でも本来は、どれだけ儲かっても、その大原則を忘れずにつき合っていく。だけでなく、この人とは運命共同体でやっていくんだと覚悟を決められるかどうか。それが、私のいう〝家族〟です。

いまボリュームのある医療法人の継承を代替わりで進めている理事から、院長先生を雇い入れたいという相談を受けています。何人か紹介しているけれど、なかなかうまくいきません。ご本人が忙しすぎて医師の採用まで手が回らず採用が上手くいっていませんでした。これが通常のおつき合いなら「大変ですね」で終わってしまうのですが、〝家族〟としてつき合うと「そうはいっても将来困るから、少しおせっかいでも採用お手伝いします」となる。ドクターが、そこに気づくかどうかわかりませんが、相手が気づくよりも、まずこちらがそういう気持ちでやることが大切ではないでしょうか。

ドクターとの関係がこじれたら

長く薬局を経営していると、残念ながら患者さんからのクレームでドクターとの関係がこじれることがあります。たとえば、薬剤師がよかれと思って行った薬のアドバイスが、ドクターの意向と違っているなどですね。

そんなときに薬局オーナーは現場に急行し、まずドクターに謝罪します。こちらに言い分があったとしてもクレームに対する真実を自分の肚に落とし、姿勢を正すことが大切なのです。そうすれば先生とのトラブルも傷が浅いうちに回復します。薬局経営は先生との信頼関係で成り立っていることを常に意識するのです。

もしもドクターと信頼関係がこじれてしまったら、面談回数を増やしてみることから改善を試みてください。

たとえば2日に1回か、週に1回か、月に1回か、社長が行くのか、現場の長が行くのか、その回数と行く人間を調整して、とにかく面談回数を増やします。

問題が深いときは社長自ら、あまり回をあけずに行くのがよいでしょう。問題が解決していけば、頻度を減らして、社長から現場の長にバトンを渡す。私自身は、そういうやり方を実践しています。回数が問題ではなく「誠意」が大事ということです。

そう話すと「先生がなかなか会ってくれません」「忙しくて会えませんでした」という人も多い。でも、それは実は忙しくて会えないというだけでなく、会いたくない、あるいは興味がないから会わないだけ。でもドクターに興味を持ってもらえる人になれば、必ず会ってもらえます。たとえば、あなたに会うと、いろいろな情報がもらえる、話して楽しい、モチベーションが上がる、そういったコミュニケーションがとれるようになれば、ドクターのほうから会いたいといってくれるようになります。

それによって面談回数も増えて、ドクターとの関係性も自然に改善していくでしょう。ネガティブなところから始まっても、結果として面談回数が増えて、ビジネスチャンスも広がるのです。
あなたに会いたいと思わせる行動、提案を常に心がけましょう。

2週間に一度は必ず御用聞きに

実は私自身、M&Aで取得した門前クリニックの先生とは、引き継いだあとに関係を掴むまでに時間を要した経験があります。確かに長年一緒にやってきた薬局が、こちらの都合で急に違う薬局に変わったわけですから、新しくオーナーになった私が「どこの馬の骨ともわからない」と思われるのも仕方ありません。

この先生の趣味をお聞きしていたので、その趣味に合う贈り物をご挨拶がわりにお持ちしたのですが、受けとりを断られてしまった。私の正攻法が全く通じません。私は私なりに、ちょっとマズイなと思いました。そこでたいていの人は、ちょっと距離をおくと思いますが、私はあえて、こまめに顔を出して「先生のご意向をしっかり受け止めたい」「患者さんにご迷惑をおかけしないようにしますよ」ということを行動で示すようにしました。

今も、大体2週間に一度は必ず訪問して御用聞きをします。

「お世話になります。今日は何かありますか」

「特に何もないよ」

「では引き続き、よろしくお願いします」

ほんの数秒のやりとりです。そこで何もなければいいし、何かあれば、すぐに対応する。そこでスルーしてしまうと、問題が大きくなることがあるので、そこは見逃さないように気をつけます。

その先生へもお中元やお歳暮など季節のご挨拶は欠かしません。そのたびに律儀にお礼のお手紙をくださるので、関係性はだいぶ構築されてきたかなと思っています。

CHAPTER 3

スタッフと
どうつき合うか

「働きたい」と思える職場をつくる

勝てる薬局のオーナーとして、薬剤師をはじめとしたスタッフに対して、まず心がけたいのは、ES（従業員満足度）を高めることです。

ESを高めるとは、スタッフが「働きたい」と思える職場であるか。安心安全で働ける環境であるか。地域や会社の規模で給料には差がありますので、経営者としては、給料に左右されない働き方、インフラ整備に力を注ぐべきです。

当社の特徴は休みです。いわゆる縦休み2日＋半日の〝週休2・5日〟を実現しています。

週休2・5日がスタートしたのは、開業して1年経つか経たないかというとき。もともと採用のために差別化が必要なのでは、というスタッフからの提案で実現しました。週休2・5日にしたら結果的に、スタッフのパフォーマンスは上がり、また採用しやすく定着率もよくなりました。

週休2・5日の他にも、有給を連休で取得しやすい「長期休暇制度」や「アニバーサリー休暇」などの特別休暇制度があるので、現場からは「休みが多すぎて、有休が消化できない」という声もあがるほどです（笑）。スタッフはしっかりリフレッシュできて、働くモチベーションを高く保てているようですね。

ただ最近は、そういった休みを利用して「副業したい」という声も出ていますが、当社では副業は禁止にしています。なぜなら休みの日は家族と過ごす、あるいは自分の人脈づくりのために勉強するといったことをしてほしいから。休みの日まで働いては、2・5休の意味合いが全く生きてきません。

今後、当社では事業を展開したいというスタッフには、独立できる環境を用意し店舗を任せるといったやり方も考えていきたいと思ってます。

運営はスタッフに任せる

私はスタッフに仕事のやりがいを感じてもらうために、基本的にその店舗の運営はスタッフに任せています。なるべく口を出さないように気をつけています。

実はかつての私は、スタッフのやり方に、あれこれ口を出していました。しかし、そうするとスタッフに「やらされ感」が生まれて、モチベーションが下がってしまいます。ですから今は、薬の仕入れ時の最後だけ私が締めて、それ以外のことはすべて任せています。

また取引先への差し入れや会食代、スタッフのおやつなどの経費の使いみちについても、ある程度、好きなようにしてもらっています。特に、毎月3000円の予算で、好きなものを買える「店舗おやつ制度」は、スタッフのリフレッシュに役立っているようです。

ESが高まれば、スタッフは安心して働けるだけでなく、患者さんや医薬品卸業者の人にもやさしくなれるだろうと思っています。

私はスタッフに対しても経営理念の〝誠心誠意〟を浸透させたいと思っていますが、薬剤師によっては、患者さんとのコミュニケーションは得意でも、ドクターや医薬品卸業者の人とのコミュニケーションがとれない。特に医薬品卸業者の人に、やたら冷たく当たる人もいます。

薬剤師は「先生」と呼ばれることも多いので、なかには勘違いして、医薬品卸業者の人を見下す人間もいるのです。残念なことです。しかし、そういう態度は回り回って、必ず自分に返ってきます。反対に、いつも感謝して親切にしていれば、それもまた返ってきます。

調剤薬局特有の事例です。以前、がん患者さんが今夜から飲まなければいけないという抗がん剤の処方せんを持ってきました。でもうちの薬局には、在庫がない。その場合、すぐに医薬品卸業者に当たって、手配しなければなりませんが、通常は流通の関係上、届くのが翌朝になってしまいます。でも患者さんは薬を今夜から飲まなければいけない。そんなときに医薬品卸業者が薬の在庫のある薬局を紹介してくれて、その日じゅうに手配できることもあります。

ふだんから医薬品卸業者と、いい関係ができていれば、そういったイレギュラーな事態に、かなり融通が利きます。当然ながら医薬品卸業者に嫌われていては、全く対応してもらえません。

ちなみに、ここ数年はコロナ禍で薬の流通が悪くなっていましたが、当社の店舗には優先的に回してもらえて、ずいぶん助かっています。当社のスタッフに〝誠心誠意〟という経営理念が浸透しているな、とうれしく思っています。

マンネリ化を防ぐには

しかし人は、よくも悪くも状況に慣れていくもの。最初は週休2・5日をありがたがっていても、だんだんありがたみが薄れていきます。社長としては、スタッフのマンネリ化を防ぐための工夫をする必要があります。

私もなかなか現場には顔を出せませんが、行けば「いつもありがとうな」とねぎらいの言葉をかけたり、「困ったことはないか」と話を聴いたりするようにしています。

店舗が増えコミュニケーション不足になりがちになるのを防ぐため、YouTubeやインスタグラムで情報や考え方を発信し、存在感を示すことも重要視しています。「今、会社はこういう動きだよ」ということを知らせていると、社員も会社の方向性が見えて安心するようです。

DX化でスタッフの負担を大幅減に

スタッフの利便性向上のために、さまざまなDX化に取り組んでいるのは、CHAPTER1でもご紹介したとおり。〝薬の監査システム〟〝iPadを利用した薬歴システム〟〝iPadを使ったクラウドレジ〟の主に3つです。

●薬の監査システム

そもそも患者さんは、ドクターから治療に必要な薬の種類や量、服用方法などを記載した〝処方せん〟を調剤薬局に持参します。薬剤師は患者さんから受けとった処方せんをもとに薬を調剤し、患者さんに渡します。

しかし花粉症や風邪などで、患者さんが混みあう時期になると「この人は7日分」「この人は35日分」……などと、薬剤師もいくらプロであっても、ミスが起こりやすい。そんなときに、薬を出し間違うリスクを回避するために、画像と重さで薬が合っているかどうか判断するのが、この監査システムです。

この機械の導入前は、患者さんから「あの薬が入っていません」と言われたら、「渡しているはずなんだけど、ちょっとわからないから在庫を数えます」と言って本当に在庫を数えて調べていました。でも、この機械があれば記録が残っているので、渡したかどうかは歴然としています。スタッフのむだな作業が圧倒的に減ったのです。

●iPadを利用した薬歴システム

薬剤服用歴（薬歴）とは、患者さん一人ひとり服用している薬の情報を残したもの。この薬歴をデータ化し、電子薬歴にすることも、薬剤師の負担を減らすには重要です。患者さんの薬のデータは、すべてそこに入っていますから、それを開けば一瞬で把握できる。これは楽です。

また当社は、それをiPadで管理しています。昔は1店舗に1台のデスクトップパソコンで管理していたので、誰かが使っていたら、他の人は使えませんでしたが、今はiPadが複数おいてあるので、ほぼ誰でもいつでも使えます。待ち時間というロスがなくなりました。

●iPadを使ったクラウドレジ

ピッ、ポッ、パッ、ガシャーン……、薬局にはいまだに手打ちのレジを使っているところもあります。当社も昔はレジで手打ちし、レシートロールを使っていました。しかし、会計がずれてしまった場合など、一日の最後にレシートロールをすべて広げて、一件ずついくらいくらとチェックしていました。

でも薬剤師も、そんな薬局で働きたくないですよね。クラウドレジなら、バーコードリーダーなども利用でき、高機能で間違いもない。そちらのほうがいいに決まっています。

そんなふうに『みんなの薬局』では、徹底してDX化してやっていますので、人員も少なく効率化できています。しかも休みは週に2・5日です。

今後、導入を検討しているのは「粉自動分包機」です。そもそも粉薬は、薬剤師が天びんで測り、それを分包機に落として薬を包んでつくります。今どき、そんな原始的なことをしているのは、この業界だけだろうと思いますが、これが事実なのです。それを全自動でできるのが自動分包機で、つい最近発売されたのです。導入費用は約1000万円。けっこう高価ですが、10年ぐらい文句もいわず24時間365日働いてくれるなら、単純に数字だけで見ると、年収500～600万円の薬剤師を10年雇うより機械を入れたほうがオトク……？　と思ったり。

当社では導入していませんが、おつりが勝手に出てくる「自動つり銭機」は、クリニックで入れているところが多いですね。やはりレジ金のミスが多いらしく、これなら正確だから、ということです。

当社もすすめられていますが考え中。なぜなら、これからどんどんキャッシュレス化が進みますし、いずれ紙幣も硬貨も変わります。そもそも店でお金を扱うと、つり銭の確保やその保管など負担が増えます。キャッシュレスにしたら3％程度の手数料で、そういった負担が一切なくなります。「どっちがトクだ？」と考えた末、現時点ではキャッシュレス化を進めているのです。

キャッシュレス化は国を挙げた事業です。現金取引を減らして電子化することで、収入も明確になり納税もしやすくなります。国の経費も減らし、経済発展に貢献しているわけです。営利法人である以上、利益を上げ、納税し評価される立場なわけですから、企業のために国が用意してくれる助成金や補助金を利用し、事業を発展させなければいけないだろうと思います。

薬剤師が収入を増やすマインドとは

一般的に、会社員としての薬剤師のピークは、45歳ぐらいです。そこから給料は、横ばいか下がっていく。薬剤師として、その生涯年収を考えたときに、一生現場薬剤師としてやっていくのか、薬剤師兼薬局オーナーとして独立するのか……、組織の上を目指してサラリーマンで高年収を狙うのか……、収入を増やす方法は考え方次第です。

もう一つ大事な要素は「時間」。

薬局オーナーとして独立すれば、自ら現場に入ってやるのではなく、たくさんの人を雇い、店舗を複数展開していく。自分の立ち位置を変えるという考え方も必要です。

マインド（考え方）

事例1　サラリーマンで年収1000万を目指す

事例2　1店舗経営者で年収1000万を目指す（自営業者）

事例3　複数店舗経営者で年収1000万を目指す（企業オーナー）

どれも年収1000万円です。さて、あなたはどの1000万円を目指しますか？

誰しもすぐに夢を実現することはできません。

『汗を流し、知恵をつけ、金「コネ」を得る』業種問わず、成功している人と話をすると皆、口を揃えてそう言います。

私は、マインドを事例1から事例2へ、そして事例3へと変化させることができました。さらに20店舗、30店舗を目指しています。

3へ変化させることができ、視野も広がり次の事業展開も描きやすくなりました。そして収入には変えられないすばらしいつながり（ネットワーク人脈）をつかむことができました。

そういった「人徳」で稼いだ「報酬」を得られる薬剤師にぜひなって欲しいですね。

CHAPTER 4

患者さんとどうつき合うか

薬剤師は患者さんの「コンシェルジュ」

薬局のスタッフは、薬局を訪れる人を〝患者さん〟と見て〝顧客〟とはとらえていません。もちろんお薬を貰いにくる方ですので「患者さん」という概念は否定しません。患者さんが持ってきた処方せんの薬を出すのが、薬剤師ですが、「勝てる薬局のオーナー」なら、処方せんを持ってきたこの方が「顧客」となって、この次にどういう展開が起こるかということまで考えて接客します。

なぜ薬を出すだけではダメなのかというと、そのマインドではそれ以上の広がりがないからです（私が出会う薬剤師も大半はそんなマインドでした）。薬を出したら終わり。しかし経営という観点なら、薬を出しただけで終わらせず、それ以上に「顧客」に満足して帰っていただくことを考えなければならないのです。ここで大切なマインドは「自分ならどうしてもらったら嬉しいか、感謝できるか」です。

当社では「何か不明点があればいつでもご相談下さいね」と声掛けを徹底しています。患者さんはお薬をもらうタイミングで聞きそびれたり、言いそびれたりすることはとても多いですよね。しかし、いったん帰宅してしまったら、電話して聞きづらいという気持ちも強い。そんなときにいつでも顔を思い出せて、声のかけやすい薬局（薬剤師）であるかどうかということです。

薬剤師は、薬を飲む本人だけでなく、その人の家族のことまで知っているとさらに特別感が高まります。たとえば在宅療養中の患者さんのご家族が薬の受けとりに来られたときの事案です。そこで介助する人が、ご主人や息子さんなど男性であると、少し注意が必要です。介助者が男性の場合、薬の飲ませ忘れが多いという話を介護施設の方や訪問看護のドクターからよく聞くからです。

ですから薬を出すときに、対象者の家族構成や生活様式など、すべてを把握し、ただ薬を提供するだけでなく、「こういうことが起こりうるだろう」というリスクまで見据えること。

それを一人ひとり見極めるのは大変ですから「いつでも何でも相談してね」と言っておく。そうすれば、患者さんのほうから声をかけてくれる確率が高まるのです。


私は当社の薬剤師には、患者さんに対して「あなたのコンシェルジュです」と胸を張って言えるようにしなさい、と常に指導しています。

「あなたの薬剤師ですから、あなたの困りごとを私のほうで何とかお助けしたいので、いつでもご連絡ください」と、患者の立場で言われたら、どう思いますか。私だったら、うれしいです。

たとえば、家電を買ったときに「ありがとうございました」と、お礼を言われるのもうれしいですが、さらに「お困りごとがあれば、ここに電話してください。すぐに対応しますので、いつでも言ってくださいね」と言われたら、またここで買おうと思いますよね。

『みんなの薬局』中村は、既存の患者さんが他で受診した医院の処方せんやそのご家族の処方せんを持ってきてくださることが多い店舗です。そこの管理薬剤師の女性は、もともと営業（ＭＲ）をしていたというだけあって、非常にコミュニケーションに長けています。

おじいちゃんやおばあちゃんに「わからないことがあったら何でも聞いてね」「ご家族の方の薬も、うちでもお薬をお渡しできるから持ってきてね」と、非常に近い距離感で、いろいろな相談を受けながらやっていて、うまいなぁと、いつも感心しています。患者さんは薬の相談をしながら「実は娘が……」と身の上話から人生相談に発展していく。こうなってくると、ちょっと遠くても、わざわざ来てくれますよね。自分の強みを最大限活かし、取り組んでくれています。

患者さんの「ありがとう」の先にあるもの

患者さんは、よい思いをさせてもらったと感じたら必ず、家族や友だちに広めます。経営者は、患者さんの「ありがとう」の先にあるつながりまで想像して、コミュニケーションをとっていく必要があるのはないでしょうか。

今、私が開業をお手伝いしているドクターのお義母さんは、もともと『みんなの薬局』の患者さんでした。

最初はご挨拶から始まり、少しずつ話すうちに、ゴルフを趣味にしている方とわかりました。そこから私もゴルフの会に誘われて、一緒にゴルフをするようになりましたが、その会のメンバーというのが、地元の名士ばかり。私が自己紹介をすると、いろいろな方が「こういう先生がいらっしゃるから、今度紹介するよ」と言ってくださいます。

つい先日も、新しくドクター夫婦が会に仲間入りされましたが、メンバーの方から「松原くんと話が合うと思うから、ちょっと面倒みてやってくれるか」と。勝手につながっていくわけです。

よく薬局のスタッフから「人脈はどうやってつくるんですか」と聞かれますが、「いやいや、君たちも毎日つくるチャンスがあるよ」と。薬局を訪れる患者さんを、顧客と見られるかどうかだけで違ってくるのです。

たった一人の患者さん、いえお客さんとの出会いから、ここまで広がることを薬局オーナーを目指す人は知ってほしいですね。

店舗はカフェのようなくつろぎ空間に

『みんなの薬局』は、CS（顧客満足度）の観点から、訪れる患者さんがここちよく過ごせる店づくりを意識しています。

店舗のコンセプトは、くつろげるカフェ。やさしく落ち着いたトーンの空間に、座りごこちのよい椅子を置いています。無料Ｗｉ－Ｆｉ、お子さん向けのガチャガチャも置いてあります。

最も特徴的なところは書や絵画などを飾り、ギャラリーとしても活用されているところでしょうか。

ギャラリー併設のきっかけは、私の恩師がギャラリーカフェをやっていたこと。こんなやり方もあるんだと、ギャラリーカフェならぬ、ギャラリー薬局をつくったわけです。

私は患者さんに薬を飲むだけでなく、アート作品にふれて心身ともにいやしてほしいと思っています。

ギャラリーは、現在４店舗で展開。季節ごとに、５、６人の作家さんの作品を順繰りに展示しています。見るだけでなく、購入することもできます。実際に作品が売れることもあり、作家さんからも大変喜ばれています。

ちょうどコロナ禍になり、あちこちのギャラリーが閉鎖し、作家さんたちは展示するスペースがなくて困っていたという事情もありました。だったら、うちの店舗を使ってください、というところから、このしくみができたわけですが、今のところ当社にも作家さんにも患者さんにも、全員にメリットのあるしくみとして回っています。

作家さんの一人、書画家のSさんは、実は世界デビューが決まりました。これからニューヨークで個展をするとか。当薬局のギャラリーの作品展示がきっかけで、名古屋の百貨店で個展をすることになり、それが実績となって、ついに世界デビューというわけです。

Sさんは、お礼にこれからオープンする店舗に壁画を描きたいと言ってくれています。それが実現すると、また全く新しい店舗デザインになりそうで、今からワクワクしています。

ＤＸ化やサービスで魅力を高める

さらにＣＳを高めるために、1章でもご説明したように、電子お薬手帳や処方せんのアプリ送信、クレジットカードや電子マネーなどのキャッシュレス化、ポイント付与など、患者さんの利便性を高めるＤＸ化を進めています。

そのほか、サービスにも力を入れています。一つは遠方で薬を届けてほしいという方には薬を届ける「お薬お届け」サービス。

もう一つは「子ども薬剤師体験」です。年に2、3回、子どもに薬剤師という職業を体験してもらうためのイベントです。子どもたちは白衣を着て、ラムネや粉ジュースを薬がわりにして、分包機で実際に分包したり、袋に入れたりして実務を通して、薬剤師という職業を学んでいます。

もともと子どもの薬剤師体験は、小児科の門前にある5号店の薬剤師からの提案で始まりました。その薬剤師の父親と弟は小児科医で、「自分も子どもの将来のために何かやりたい」と、わざわざ小児科の前の5号店に入職してくれて始めたのです。こういう取り組みは、他の店舗でも広げていく予定です。

また今後は栄養士さんを招き、高齢者向けの健康相談会を実施する計画もあります。実店舗では無料で行い、その後の定期相談はアプリで契約して有料で行う、などビジネスとして広げていくことも考えています。

現場のスタッフたちも「潜在顧客を見つけるために、イベントを行うことの価値」に、ようやく気づき始めたようです。

CHAPTER 5

いよいよ開業！

1〜4章までは薬局オーナーとしての心がまえや勝てる薬局のつくり方についてお話ししましたが、この章では具体的に薬局を開業するためのノウハウを解説します。

個人事業主か法人か

まず薬局を開業するときは、個人事業主でやるか、法人としてやるか、迷うところでしょう。

年収1000万円以下なら、個人のほうが良いというのは、税理士さんからよく聞く話。年収1000万円を超えてくると、そろそろ法人にしたほうがいいのでは、と。

しかし私は1店舗だけでなく、2店舗、3店舗と増やしたいなら、法人にすることをおすすめします。なぜなら個人事業主だと、スタッフを雇う際には社会保険加入が不必要になり、メリットとも言えますが、採用の弊害になることもあります。確かに社会保険料は高いから入りたくない、個人事業主でいいという声もありますが、スタッフを雇わずオーナー一人、あるいはパートや身内だけだと、オーナーが倒れてしまうとおしまいです。

ですからスタッフを雇うことは見据えて、最初から法人にして社会保険のしくみをつくっておく。そうすると出店計画もスムーズにいきます。そもそもチェーン化していきたいなら、対外的にも法人と個人では信用の度合いも違いますので、法人成りは必須と考えます。

たとえば金融機関から融資審査を受けるときに、法人のほうが印象や将来性がプラスに見られる傾向があります。またスタッフ採用についても、個人よりも企業のほうが求人への応募数が増えるでしょう。

さらにドクターが受ける印象も違いますし、ドクターが薬局を選ぶときに他社と競合になった場合、会社概要で比較されることがあります。

また融資を受けるとき、個人の場合、たいてい信用保証協会で保証をつけることになります。何かあればそこでカバーされますが、保証代が月々かかるので、たとえ金利が安くても、あまりオトクではないという考え方もあります。

法人なら、代表にもしものことがあっても保証以外に継承などのことも考えるとメリットは大きいでしょう。個人なら相続になりますが、法人は他社売却もしやすいということです。

私自身、法人で設立する際に、「お金を出すよ」と出資を申し出てくださる方もけっこういらして、非常にありがたかったですね。

個人も法人も融資を受ける際や会社を売却する際はすべて「財布の中身」を開示しますので、その辺りも意識して検討すると、将来手間が省けるメリットもあります。

会社設立時は専門家に相談を

会社の設立は、自分でもできますが、司法書士や税理士など専門家に相談したほうがお金も時間も効率的です。特に経営を始めたら、節税や補助金についてアドバイスをしてくれる税理士さんは、強い味方になります。

とはいえ税理士と一口に言っても、千差万別。税務署寄りか、顧客寄りか、税理士自身が担当するのか、記帳代行員が担当するのか、税理士事務所によって、そのあり方は天と地ほどの差があります。

理想の税理士さんを自分で探すのは、なかなか難しいので、信頼している知り合いに紹介してもらうのがよいでしょうね。いずれにしても円滑な会社経営には、よき税理士さんに出会うことが大切です。

先日、これから薬局を立ち上げるという人に出会いましたが「とりあえず個人事業主でいく」と言います。話を聞くと、これから店舗数を増やしていきたいという明確な目標があるのに、なぜ法人ではなく個人事業主でいくのか……？　不思議に思っていたら税理士から、そうアドバイスされたというのです。

税務や所得の観点に立つ税理士さんなら、当然のアドバイスですが、当社の税理士さんなら、おそらくその反対のアドバイスだろうなと。当社の税理士さんは、もともと経営コンサルティングをしていた人で、しっかり節税をしてくれるだけでなく、経営についても、いろいろなアドバイスをしてくれます。

この話を聞いて、一緒に組む税理士さんによって、ずいぶん差が出るなとしみじみ感じました。

開業までの道のり

調剤薬局の開業には、案件をいただいてから、だいたい1年かかります。一緒に取り組むドクターを見つけたら、まず土地や建物を探していきましょう。調剤薬局の出店フローは図Aの通りです。店舗管理者に薬剤師をおけば、薬剤師でなくても開業できます。

図 A） 保険調剤薬局の出店フロー

※令和 5 年愛知県での開局の場合

事前相談

相談案件、図面を保健所で事前相談。

↓

保健所に「薬局開設許可」を申請

薬局の設備要件や要件を満たしていることを証明する書類を添付し、都道府県に申請する。

↓

保健所の立ち入り検査

薬局の設備面を確認する検査。
許可までにおおむね 1week かかる。

↓

厚生局に「開設許可証・保険指定申請書」を提出

薬局開設の許可がおりたら、保険薬局指定のための申請書を厚生局に提出。

↓

厚生局指定の審査会

厚生局指定の審査会に通れば、
保険薬局としてオープンできる。

↓

保険調剤薬局オープン

土地開発にはスムーズにいく場合とそうでない場合があります。当社は20年来おつき合いのある開発業者と取引があるので、ここでの薬局開局は難しいだろうという場所でも薬局を開発してきました。不動産情報で出てくる土地をあてにしていてもいい物件には出合いません。地主さんを直接訪ね、お借りできるスキームをつくる。私も昔は直接地主さんへ足を運んで取り組んでましたが、今は有能な開発業者に任せ、経営に集中しています。

薬局の申請や保健所の許可など都道府県、市町村によって基準が異なります。ですので、このあたりも行政書士などのパートナーと協業して、円滑に進めるようにしています。

開業にかかる費用は建築費で変わる

調剤薬局をつくるときには、どんなお金がかかるのでしょうか。

・土地代（テナント代）
・建築費（木造か、軽量鉄骨か）
・医療機器の費用
・医薬品の仕入れ代金（当面1カ月分の在庫）
・保険料（警備費用）
・薬剤師会入会費用
・運転資金

そもそも調剤薬局という箱をつくるには、大きく二つのパターンがあります。一つは、土地は借りるか買うかして建物を建てる戸建てパターン。もう一つは、土地と建物の両方を借りるテナントパターン。テナントは、いわゆる居抜き物件やビルの中の空き物件を借りることになります。そのほか、最近は敷地内薬局も多く、医療機関さんの土地で開業する事案も多い。しかし医療機関さんとの関係がある場所だと算定できる調剤報酬にも影響が出るので、できれば避けたいところです。

ですから門前薬局の場合、土地代と建築費は、戸建てとテナントの二つのパターンで考えていくことになります。

・土地代（テナント代）

物件によって、事業用定期借地権か、テナントを探します。借地の賃料は、さまざまですが、愛知県郊外で坪単価１２００円～。名古屋市内になると２５００円を超えるところも多いです。調整区域であれば、賃料を抑えることも可能です。テナントの場合、１万円／坪以上が多く、都心部、駅近の1階立地だと３万円／坪という物件も通常です。

事業用定期借地権なら、25～30年で設定をお願いします。当社の場合、それ以上継続できることも加味し、地主さんと覚書を交わし、地主さんの世代が変わっても今日現在の話が残るようにしています。保証金は借地で6カ月程度、テナントの場合だと12カ月分かかる案件もあります。

基本的に調剤薬局の場合、先生の診療所ありきでのビジネスモデルですので、賃貸で展開する場合が多いです。

・建築費

近年資材高騰で建築コストも上昇しています。木造でも120万／坪（昔は60万〜80万）、軽量鉄骨で150万／坪です（※2023年現在）。

事業借地で建築する場合、退去時に解体が条件になることが一般的（解体費用相当分が保証金として必要）。ですから、薬局は基本的に木造で建てることになります。

工務店は入札ではなく指定し、長くつき合えるようになると、金額的にも融通がきくようになります。当社も長くつき合っている工務店に、すべて任せているので、市場価格より2割から3割安く建築できています。また、こだわりの仕様（手塗りの壁、タイル張りなど）も割安で行ってくれるので、費用をかけずに目を引く薬局をつくることができます。

建築には外構や内装家具、看板なども必要になりますので、3000〜5000万円の費用を準備します。テナントの内装費は、2000〜3000万円かかるでしょう。

・医療機器の費用

調剤薬局では、調剤報酬を請求するためのレセプトコンピューター、投薬の内容を記録する薬歴、処方薬の監査をするための監査機器、錠剤や粉薬、軟膏を混ぜるための調剤機器、医薬品を収納する調剤棚などが必要になります。

近年はDX化も進み、クラウド型レジやクレジット端末などの機材も必要になってきました。

・医薬品の仕入れ代金

開業前に、使用する医薬品の仕入れが必要となります。内科さんの処方を応需する際で500万～600万ほどの仕入れ費用が必要です。当社は約1カ月分を購入し、開業後にお薬の出具合で在庫を調整しています。

・保険料（警備費用）

薬局で起こる医療事故など全般にカバーできる薬剤師賠償責任保険、そして建物を補償する保険などが必要になります。保険料は薬剤師賠償責任保険は年間約3万円、火災保険などの費用もかかります。

保険のほかに、セキュリティのための警備費用も必要です。今や薬局にセキュリティが当たり前の時代。当社も数年前、夜間に強盗が入りました。建物の構造、セキュリティ加入もあり、被害は最小限にとどまりましたが、やはり夜間などを考えると、いくら頑丈な鍵でも不安が募ります。

そのときは幸い保険金が支払われたため、修理費、お見舞金などで支出を上回りましたので、その費用で、カメラ導入などセキュリティを強化しました。

警備費用は月額約2万円になります。

・薬剤師会入会費用

入会するために40〜60万ほど必要になります。入会せずに展開する薬局もありますが、薬剤師賠償責任保険は薬剤師会入会が加入条件になるので、当社は加盟しています。入会金のほかに年会費が10〜20万円かかります。

かかる費用は市町村によってさまざまですので、開業前にチェックすることをおすすめします。

・運転資金

薬局を開局するにあたり、人材の採用が必要です。新店舗で必要な人員は約2カ月前より採用します。薬剤師、事務の人件費、開業までの家賃、水道光熱費、などをシミュレーションします。また開業後も半年ぐらいは正規の事業計画通りに進まないので、開業後数カ月分の運転資金も確保します。事業で肝心なのは「キャッシュフロー」です。

ここで注意したいのが消費税。薬局はあまり消費税に関係がない業種ですが、建築費含めすべて消費税がかかります。その分は見積もりにプラスになりますので、資金調達の際に注意する点となります。

金融機関で融資を受けるときのコツ

多くの場合、開業資金は金融機関の融資を受けて用意します。ここで重要なのは銀行は「事業計画」や「信用」、「現在の預金や所得」を見て融資できるかを判断します。融資は、まず金融機関の支店に申し込み、その担当者と話します。金融機関によっては、本店に「メディカルチーム」というクリニックや調剤薬局、介護系など医療に特化したチームを設置しているところがあり、最初にメディカルチームに相談すると、そこから該当の支店に話がいくので、いざ支店と話をするときに話が早い。支店の窓口で担当者に「私はこういう人間です」というところから話をするのとは全く違う。圧倒的にスピードが速いです。

有名人に会いたいときと同じですよね。その有名人に近しい人に紹介してもらうのと、全く知らない人に当たるのとでは、会えるスピード感は全く違う。ですから、そういうルートを確立して臨むことも大切なのです。

開業時に融資を受けるときは、メディカルチームのある金融機関に相談するのがおすすめですが、そういう部署があるかどうかわからないときは、金融機関とのつき合いの多いM&A仲介会社などに相談して、そういった金融機関を紹介してもらうのも手ですね。金融機関で信用や保証がないからと融資を諦める方も多いですが、「保証協会」を利用した融資もありますので、是非、担当税理士やコンサルタントに相談することをおすすめします。

「事業計画書」「必要資金一覧」をつくる

融資を受けるときは、売上単価や人件費を足して、利益がどれだけ出るかと予測を立てる「事業計画書」を作成して提出します。合わせて「必要資金一覧」も出します。図B、Cは、私が実際に店舗を設立するときに使ったもの。このときは5000万円ほど借り入れました。

図 B)　事業計画書例

薬局名	みんなの薬局　A 店

※科目／〇〇科　開業 5 年後計画

年間処方数	13,000 枚

売上	85,000,000 円
利益	36,000,000 円
人件費	21,000,000 円
地代家賃	3,000,000 円
リース料	1,500,000 円
水道光熱費	700,000 円
通信費	600,000 円
その他諸経費	1,000,000 円
販売管理費計	27,800,000 円
税引き前利益	8,200,000 円

図C） 必要資金一覧例

事業所 A店

分類	内容	説明	金額
設備資金	土地	土地保証金	¥900,000
	建物	建築費用	¥30,000,000
	医療機器	分包機、電子薬歴	¥8,000,000
	備品	消耗品、事務用品、家具	¥1,000,000
	看板		¥1,000,000
	薬剤師会入会金		¥400,000
	申請開設手続き費用		¥50,000
設備資金 計			¥41,350,000
運転資金	経費（人件費）	開業前運転資金（3カ月分）	¥3,000,000
	その他経費	家賃、水道光熱費	¥1,000,000
	医薬品	初期購入在庫	¥5,000,000
運転資金 計			¥9,000,000
開業費用 計			¥50,350,000

ただし融資を受ける際は、1000万円ぐらい自己資金があると借りやすくなります。5000万円で事業開始するとして、自己資金が1000万円あるなら、4000万円借りるスキームになるので金融機関も事業への本気度を感じてくれるはずです。

自己資金ゼロでも融資されないわけではありませんが、ある程度、自己資金があったほうが融資を受けやすくなります。

すでに開業している場合、新たな開業で、お金が不足しがちなので、なるべく運転資金も借りたいところですが、そうすると金融機関の評価を下げます。運転資金を借りないと回らない会社には、融資がおりにくいということです。

当社も2~3店舗目はギリギリ。でも運転資金を借りるのもいやだし「どうしよう」と、思っていたところに〝当座貸越〟という制度を案内されました。

当座貸越とは、定期預金などを担保にして「限度額までなら自由にお金を借りたり返済できたりする」というしくみ。当社の場合、限度額が2000万円でした。結局、借りずにすみましたが、そういうスキームがあることは知っておくとよいでしょうね。

注意点は独立時期が50歳を過ぎると、融資を受けにくくなるということ。これはドクターも同じ。ドクターも年齢が高いと、融資をほとんど受けられませんので、起業する年齢も重要です。そう考えると、薬局オーナーもドクターも40歳までには開業したほうがいいだろうと思います。

キーパーソンは支店の担当者

そのうえで金融機関がお金を貸してくれるかどうか。審査時に、まずチェックされるのは、薬局オーナーの考え方です。そして新規開業する場合は、門前のクリニックのマーケットや成長性も見られます。

金融機関にとっても、それほどクリニックのウエイトは大きく、ある意味、薬局は付属としか見られていないのです。

ただ複数店舗、出店しているところは、直近3カ月の売上や原価、経費などの数字を入力した試算表（損益計算書）を提出します。これをもとに金融機関からヒアリングを受けたうえで、現在の業績を報告し、融資実行に向けてプレゼンします。

多店舗展開する際に融資を受けるときは、実績やキャッシュフローを見られるということですね。

またバックグラウンドによっても、融資の受けやすさは変わってきます。たとえば、薬局オーナーなら過去に大手チェーンに勤めていた、ドクターなら実家が資産家など、そういう強力なバックグラウンドがあると条件がよくなります。

私の場合は、大手チェーンの調剤薬局で、ずっと新店開発に携わっていたので、金融機関とは、もともと面識がありました。これからクリニックをつくろうというドクターも複数紹介していましたし、それにともない調剤薬局をつくっていたので、金融機関の方はその実績を、ある程度、見てくださっていたのでしょう。いざ私が1店舗目を出店するときも、それほど苦労せず審査はパスしました。

とはいえ実際に融資を受けられるかどうか、その最終決済は本部になります。本部がYESというか、NOというかは、支店の担当者の稟議書次第です。担当者がうまく作文してくれたら、YESが引き出しやすいですし、そうでなければNOになってしまう。

そのためには、こちらとしてはふだんから担当者とよいおつき合いをしておくことが必須です。

私の場合、その担当者のノルマに関わるものは、なるべく引き受けるようにしています。たとえば、クレジットカードを申し込んでほしい、○○積み立てをやってほしい、など。よほど不必要ではなく、あってもいいかなというものは、なるべく申し込みます。

また金融機関はお金を貸すだけでなく、セキュリティ、ビジネスのマッチング、損害保険などの紹介を行っています。そういったところに協力すると関係性も良くなります。

当社のセキュリティや損害保険も、すべてメインバンク経由でお願いしていますす。それで担当者のポイントになるようなので、そういうところで実績をつけてもらうようにしています。

ただ金融機関の担当者は3年ほどで代わってしまいます。一人の人と一生つき合うことはありません。だからこそ、どんな担当者とも誠心誠意つき合っていくことが大切だろうと思います。

担当者の中には実家が会社を経営していて、その二代目というパターンも多く、実家から「お金のことを勉強してこい」と出されて、いずれは実家の会社を継ぐことも多いです。一人ひとりの関係を大切にしていると、あとあと広がるご縁もあるだろうな、とつくづく感じます。

金利を下げるノウハウ

担当者とよい関係をつくっておけば、金利も交渉しやすくなります。私は長くメインバンク一行とつき合ってきましたが、店舗が増えて、借入額が増えてきたので、最近は別の金融機関と新たにおつき合いを始めました。そこで交渉の席では「こっちの金融機関は金利が〇%だけど、そちらはどう?」と心理作戦に持ち込む。そうすると担当者は頑張ってくれることが多いですね。

とはいえ金利を下げる王道の方法は、借入期間をなるべく短くすることでしょうね。創業資金や設備投資という名目なら長く借りられますが、やはり金利は高くなる。私は新店舗を開発するときは、だいたい7年で借り入れています。長いと15年というケースもありますが、それはまれ。薬局オーナーの借り入れる金額は小さいので、15年はなかなか貸してくれません。
またコロナ禍あけの今は、金利の据置期間を設けている金融機関も多いですね。据置期間中は、元金の返済は猶予されるので、金利の据置期間が長いほど、資金繰りが楽になります。薬局開業の場合は、5〜6年ローンで6カ月据え置きというパターンが多いですね。

私自身、最初に金融機関で借りたときの金利は0・95%。正直、すごくよいわけではありませんが、全く知らない金融機関に話を持っていくと、これが1・2%になるなんてこともあるので、初めてにしては上出来だったかなと思います。少し前はその半分くらいの金利での融資実行でしたが、ここ最近は、金利も上昇気味です。

今後も店舗数を増やすなら、金融機関とのおつき合いも長くなります。なるべく実績を積んで、金融機関と取引を濃厚にすれば、よい条件で借入をすることも可能です。

現在、当社では10年間の元金据置で、億単位で余剰資金として借り入れていいます。実際、そこまでの金額は要りませんが、これから新規で3店舗オープンを控えていますし、もしものときのために借りているのです。ただ金利も安くないので、そこをどう考えるかというところもありますが……。

とはいえ事業をうまく回していけば、必要以上の資金を調達できる。それは経営者にとっては安心につながります。

薬局の門前集中率を下げるために

調剤薬局は基本的にクリニックの門前に建てることになりますが、複数の医療機関の処方せんが応需できないと、将来調剤報酬に影響が出る可能性があります。その理由について説明しましょう。

そもそも日本は公的医療保険制度があるため、国民は保険証を提示すると、現役世代なら3割の自己負担で医療サービスを受けられます。クリニックや薬局などの医療機関が、患者さんに医療サービスを提供したときに受けとるのが〝診療報酬〟です。診療報酬は、国がこまかく保険点数を定めていて、その一つひとつの点数を足して算出し、点数が多いほど売上につながります。診療報酬のうち、保険調剤を行うものを〝調剤報酬〟といいます。

ところが、応需する医療機関が限定的だとクリニックからの処方せんが集中することになり「集中率が高い」とみなされて、調剤報酬に影響が出ます。

大きい病院の中に薬局があるのを見かけたことはありませんか。いわゆる「敷地内薬局」といわれるものですが、実はこの敷地内薬局も調剤報酬が取りにくくなっています。しかし大手なら、そういう点数でも勝てる戦略がとれますが、我々のような中小は、そういうところに行くと、経営的に損失になるのです。

ですから薬局は、集中率を下げる工夫をしていきます。一つの方法としては、クリニックを2軒つくる。2対1にして、集中率を50%に下げて、点数が下がるのを防ぎます。

たとえば既存のクリニックの横に、違う科目をつくる。内科の横に皮膚科、産婦人科の横に小児科など、他のクリニックを誘致します。あるいは最初から内科と整形外科で組むなど、どういうことができるか考えながら、戦略を練る必要があるということです。

内科と組むのがベスト!?

また調剤薬局としては、どんな科目と組めば、どれぐらい効率的に利益がとれるかを考えていく必要があります。

図Dの〝診療科別平均点数一覧表〟を見ると、どの科目が点数が多いかわかります。調剤報酬の場合、東京都も愛知県も内科が圧倒的に多く、精神・心療内科がそれに次いでいます。

『みんなの薬局』は、内科系が7店舗、心療内科が2店舗、小児科が1店舗という構成になっています。ビジネス的に考えると、まず内科のクリニックと組むのが確実といえそうです。また近年では心療内科や皮膚科、美容皮膚科も多く、患者さんの需要がありますので、そういった科目のドクターとの関係性をつくることも勝ち戦略の一つではないでしょうか。

どんな店舗にするか？

いざ開業するときは、どんな店名にするか、どういうコンセプトで、どうブランディングしていくかを考えます。

図D）令和5年度　保険医療機関等の診療科別平均点数一覧表

東京都内の保険医療機関

1 医科（レセプト1件あたりの平均点数）			
	1 病院	一般病院	60,484点
		精神病院	41,548点
		臨床研修指定病院・大学附属病院・特定機能病院	72,847点
	2 診療所	内科（人工透析有以外（その他））	1,389点
		内科（人工透析有以外（在宅））	2,130点
		内科（人工透析有）	10,550点
		精神・神経科	1,492点
		小児科	1,915点
		外科	1,626点
		整形外科	1,437点
		皮膚科	699点
		泌尿器科	3,264点
		産婦人科	3,306点
		眼科	944点
		耳鼻咽喉科	1,012点
2 歯科			1,229点
3 薬局			1,049点

愛知県内の保険医療機関

1 医科（レセプト1件あたりの平均点数）			
	1 病院	一般病院	54,485点
		精神病院	43,295点
		臨床研修指定病院・大学附属病院・特定機能病院	68,716点
	2 診療所	内科（人工透析有以外（その他））	1,270点
		内科（人工透析有以外（在宅））	1,680点
		内科（人工透析有）	11,288点
		精神・神経科	1,510点
		小児科	1,427点
		外科	1,304点
		整形外科	1,393点
		皮膚科	673点
		泌尿器科	1,213点
		産婦人科	1,638点
		眼科	1,012点
		耳鼻咽喉科	1,019点
2 歯科			1,243点
3 薬局			1,049点

まず店名です。当社の『みんなの薬局』は、みんなでつくる薬局、みんなが利用してくれる薬局という意味を込めて名づけました。

起業するまでの私は、会社員ながら一匹狼でやってきて、それはそれでよかった。でも、そろそろ一人では体力的にきついなとも考え始めていました。一人ではなく、みんなでやったほうが楽だし、パフォーマンスも上がる。社員を雇うなら「私の」ではなくて「みんなの」というほうが、社員のモチベーションも上がるだろうな、とこの名前に決めたのです。

そして薬局というのは、一般的に〝無機質なところ〟というイメージですが、私はそういうイメージに広告的要素を加えて、どうブランディングしていこうかということを思案し始めました。

「薬を渡すだけのところに、ブランディングがいるの?」

よく聞かれますが、そもそも『みんなの薬局』は、薬を渡すだけの薬局ではなく、「真心を大切にする薬局」です。そのコンセプトを表現するためにブランディングの必要性を感じたのです。

そのために、まずロゴやキャラクターをつくりました。『みんなの薬局』のロゴは、ドクター、患者さん、薬剤師が手をつないで輪になって支え合うイメージです。オレンジや黄色など暖色系のカラーに、あたたかみのあるフォントを使用。誠心誠意という経営理念を具現化したもので、視認性が高く、愛着の持てるシンボルマークになっています。

キャラクターをつくったのは、店舗数が徐々に増えて、スタッフにとって社長の存在がだんだん遠くなってきたため。一つのシンボルとしてつくったキャラクターは「トラの皮をかぶったコアラ」。名前は「みんや」くんです。みんなの薬局という名前にちなんで「みんや」です。なぜトラの皮をかぶったコアラかというと、私が動物占いでコアラで、寅年だから。社長のアイデンティティを残したキャラクターは、外からも評価されるし、社員もそこに愛着がわきます。

実は「みんや」くんは、20代の女性に製作デザインを依頼しました。なぜなら薬剤師や薬学生は女性の割合が多く、20代女性のデザイナーなら、彼女たちの共感を得られるものをつくれると考えたからです。

転職活動中の薬剤師や就活中の薬学生たちが『みんなの薬局』を検索したときに、みんやくんが出てきて、当社に興味を持ってくれるのを狙っています。

ロゴやキャラクターをあしらったグッズ製作も積極的に行っています。ロゴ入りのゴルフボールやマーカーは、ゴルフが趣味のドクターにプレゼントすると大変喜ばれます。

また先日、新店舗のオープン記念に、薬の袋として使ってほしくて、ロゴ入りエコバッグもつくりました。そばに置いてあると、薬局のことを思い出してくれるかなと期待しながら、患者さんにプレゼントしています。

みんやくんも大人気で、ぬいぐるみやポチ袋、封筒までつくりました。他にも、求人案内のリーフレットに登場したり、SNSで情報を発信したり、いろいろなところで活躍中です。

いつかみんやくんが勝手に売上をつくってくれたらいいなって(笑)。それぐらい勢いがありますよ!

正直、ドクターは薬局という存在を、それほど気にしていません。「『みんなの薬局』です」と伝えても、たいていドクターの記憶には残っていない。だからこそ、ロゴやキャラクターで「松原がやっている薬局」であることを印象づけることが重要なのです。

これから多店舗展開したい人たちにとって大切なのは、自分の個性やよさを発揮して、自分なりの薬局をつくること。ロゴやキャラクターで、それをドクターに説明できれば、ドクターは「あいつとやりたい」と思ってくれるはずです。

ロゴ入りのゴルフボールやエコバッグは、一般の会社では当たり前にあるかもしれませんが、薬局業界では希少です。そう考えると、まだまだやりようがあるなと思います。

おしゃれな店舗は広告になる

先述したように『みんなの薬局』の店舗デザインは、カフェがコンセプト。建築はいつも同じ会社に依頼していますが、デザインは基本的にすべて私が担当。建築会社に希望のテイストを伝えると、設計図を起こしてくれます。

壁はナチュラルであたたかみのある珪藻土。手塗りにすると、ちょっとおしゃれでモダンな雰囲気が出せます。

店舗づくりもこだわると、どんどん費用がかさんでいきますが、費用は、業者さんと強固な信頼関係をつくり定期的に仕事を任せるスキームをつくることで抑えることができます。

今手掛けている『みんなの薬局』の外観は、グレーがかった黒にする予定です。医療機関に黒はありえないと思われがちですが、クリニックのドクターが白を選ばれると思ったので、大きい白と小さい黒の建物が並ぶことになります。クリニックの白い建物の中心に、アクセント的に黒を入れようという話になっていて、建物すべてが一体化してすごく目立ちます。ドクターも「面白い！ それでいこう」と設計を楽しんでいらっしゃいますよ。

おしゃれな薬局をつくると、他の店舗との差別化になるだけでなく、これがそのまま広告になります。患者さんにはもちろん、今後開業するドクターに対しても、です。

スタッフは薬剤師以外に調剤事務も必須

薬局のスタッフは、薬剤師と調剤事務で構成されます。レセコン操作や受付経理や会計などお金全般をとり扱える調剤事務の存在は、とても大きいので、開業するときは、調剤事務を採用することをおすすめします。

当社にも頼りになる調剤事務責任者がいて、特に煩雑な保険の処理や経理などをやってくれるのは、本当に助かります。これをオーナーが自らやるとなると大変。個人事業主で独立した場合は、すべて自分でやらなければいけませんので、そういう意味でも法人にして、調剤事務を雇ったほうがいいと思います。

個人事業主として2店舗経営している知り合いの話です。保険の請求や経理を自分でやっているというので、私が「人に任せたらいいのに」と言うと、「そんなむだな金は払えない」と言います。でも事業を大きくしようとするなら、重要なコメディカルに支払う人件費は、投資になります。

先日、M&A仲介会社から聞いた話です。ある薬局オーナー夫婦が、薬局を手放すことになったそうですが、その理由が「調剤事務が辞めてしまうから」。もうやれる人がいなくなったから、薬局を売却せざるを得ないというのです。それぐらい調剤事務は、持続可能な存在になりうる人材なのです。ですから調剤事務に支払う人件費は全くむだではないのです。

人材は節税にもつながります。いかに効率経営して最大限の利益を上げるかが経営者の本質になります。

とはいえ経営者は、売上に対する人件費がどれぐらいかかっているかということをシビアに考える必要はあります。人件費がかかりすぎているなら、今すぐ実現できなくても機械化で人件費を削減できるしくみをつくっていく、そんな考え方も持っておきましょう。

また社員ではなく、外部ブレーンを持つことも、人件費を削減する一つの手です。たとえば新規開拓する営業マンを一人雇うと、人件費も含めてかかる経費は年間1000万円ほど。でも外部の提携先から情報が入るルートをつくれば、そこまでお金はかからない。外部の提携先とはウィンウィンになるでしょう。

ほかにも、税理士、社会保険労務士、経営コンサルタント、建築家、設計士、不動産会社、広告会社など、外部の専門家と強い関係をつくると、経費が減ってコスパがよくなり、結果的に売上が上がります。

餅は餅屋に任せて、オーナーは事業規模を大きくするために、どう投資するか、次につながる施策をどうするか、といったことを考えることに注力していくべきでしょうね。

CHAPTER 6

どう店舗を運営していくか

開業したら、いよいよ店舗を運営していきます。CHAPTER6では、調剤薬局のお金の入るしくみをはじめ、売上を立てる方法、医薬品卸業者とのじょうずなつき合い方などをお話ししていきます。

調剤薬局のお金が入るしくみ

先ほども少し触れましたが、調剤薬局が薬を処方すると、その対価として調剤報酬が受けとれます。そのうち自己負担分として3割は患者さんが（現役世代などの負担割合の場合）、残りの7割は保険機関が支払うしくみです。

つまり、ある患者さんが薬代に1万円かかったら、調剤薬局の窓口で支払ってもらえるのは3000円、残り7000円は請求確定後、約45日後に保険収入として国民健康保険団体連合会などの審査支払機関を介して入金されるしくみです。

こんなふうに薬局ビジネスは国の保険制度と密接で、7割はまずもって必ず入金されるのがメリットですが、月末締め後、約45日後にしか入ってこないのがデメリットでもあります。

診療報酬を受けとるしくみを、もう少し詳しくご説明しましょう。たとえば図Eのように5月分の診療報酬を保険機関に請求する場合、5月1日〜5月31日のレセプト(診療報酬明細書)を作成し、概ね6月10日までに審査支払機関に送ります。それがスムーズに通れば、7月15〜20日に入金されます。つまり5月の売上は、6月1日から数えて、7月15日に支払われるため、最短45日後なのです。

薬局オーナーはそれを踏まえて、医薬品卸業者からの薬の仕入れの時期を考えていくことになります。5月の売上が7月に入金されるなら、5月に仕入れた薬代は、8月に支払うようにすれば、キャッシュフローが楽になります。

ですから当社は、仕入れから3カ月後に支払っています。

ただし、医薬品卸も回収、流通人件費などを懸念していますので、どの条件をのんで交渉するかは、経営者の裁量になると思います。最近は共同仕入れで購入するグループも増えていますが、メリット・デメリットを見極めたいところです。

図 E）診療報酬を受けとるしくみ

5月末　5月1日〜5月 31 日分のレセプト作成
薬を仕入れる

↓

6 月　6月 10 日までにレセプト請求

↓

7 月　7 月 15 〜 20 日に入金

↓

8 月　支払い（90 日サイト）

資金繰りが
楽に！

薬の代金の支払いは、30日や60日と短いところもあれば、昔は6カ月後や1年後と長いところもありました（今はほとんどないと思いますが）。

しかし医薬品卸業者としては、早く代金を回収したいので、支払い期間が長くなると、仕入れの条件が悪くなります。とはいえ当社が3カ月後に設定しているのは、やはりキャッシュフローの余裕を持たせるため。2カ月後でも、支払いはギリギリ間に合いますが、ミスが生じるとかなりきつくなります。実は当社でも、過去に保険機関に請求し忘れて、資金繰りが苦しくなったことがあるのです。

開業して間もない頃、C型肝炎の特効薬が発売されて、さかんに処方されました。当社でもよく処方し、保険機関からの保険収入はその薬だけで月に300万円ありました。

ところが、この薬についてレセプトの不備で返戻になってしまった。当時も5月に仕入れて、7月に保険機関から保険収入↓8月に卸売業者に支払いというサイクルでしたが、請求ミスによって、保険収入の入金が2カ月遅れてしまいました。そうすると300万円の入金がないまま、仕入れ分を先に支払わなければならず……。このときに、つくづく手元にキャッシュがあることは大事と痛感しました。

ですから今も、支払いを3カ月後にしているとはいえ、最悪2カ月分は支払えるキャッシュは手元に置いておくようにしています。これから開業する人は、開業時はもちろん、軌道に乗るまでは余裕資金を持っておいたほうがよいでしょう。

そう考えると開業時、金融機関から融資を受けるとき、元金支払いを6カ月据え置きしてもらえると楽になります。先ほどもお伝えしたように、据置期間中は元金返済は猶予されて、金利だけ返済すればいいだけですから。

たとえば5月開業なら、10月まで返済は金利のみで、元金は払わずにすむ。元金と金利を返済するのはキャッシュフローが安定してくる11月からなので、開業時は、そういった金利の据置制度をうまく活用するとよいでしょう。

売上を立てるには

診療報酬のうち、保険調剤を行ったときの報酬を調剤報酬といいます。調剤薬局の売上のほとんどは、この調剤報酬になりますが調剤報酬は、大きく〝薬剤料〟と〝技術料〟に分けられます。

薬剤料とは、文字通り薬代です。技術料というのは、薬剤師が調剤に関わることで発生する代金です。薬局の売上を立てるには、この両面からアプローチしていくことになりますが、具体的には3つの方法があります。

1　卸売業者からの薬価差益を確保する

薬価差益とは、薬価（薬の公定価格）と仕入れ値によって生じる利益のこと。そもそも薬価は国によって定められているので、値段を変えることはできません。ですから薬価差益を確保するには、医薬品卸業者からの仕入れ値をなるべく抑えるしかない。そのためには、まず医薬品卸業者と交渉していきます。

交渉の場では、「いくらで買ってくれるか」という医薬品卸業者の人に対して、私は「うちと取引してもらうと、こういう良いことがある」と期待を持たせる交渉をします。

具体的には、優先的に次回開局予定の情報を流したり、開業するドクターの情報を共有したり、調剤機器の優先購入権を与えたり……。もちろん、卸さんからも有益情報をたくさんいただけるので、あくまでも利他の心で接します。

とはいえ自分本位に単に安く大量に買うことを考えず、相手の条件をのむことも重要です。

かつての医薬品卸業者は、たくさん買ってほしい、たくさん買ってくれたら安くするから、という風潮でした。しかし今は、売上よりも回収に目を向けています。つまり、まとめて安く買ってもらうよりは、最低限の量で取引価格もある程度、固定してやっていく。医薬品卸業者は、そのエリアの薬局のシェアを7割とり、それで売上をしっかり回収することを大事にしているのです。

こうした相手の事情を鑑み、こちらも安く大量に買うことはしないということです。

薬を大量に買うことの不利益が、もう一つ。最近は返品もしにくい時代になっているので、今の時代背景に合わない購入方法です。管理も煩雑になりますし、薬の期限切れなどのリスクも高くなります。在庫を持つこと自体リスクになっています。最近は税務調査でも薬の転売などを調査してくるパターンも多いので、そういったリスクを減らすことも重要です。

2 適正かつ効率よく調剤報酬を得る

売上を立てるには、適正かつ効率よく調剤報酬を得ることも重要です。経営に重要なのは「売上の最大化、経費の最小化」です。
次の図Fは令和5年の「調剤報酬点数表」です。

	保険薬局の所在地、処方せん受付回数および集中率などにより7～42点
	17～47点
	21～30点
	24点
	21点
	20～45点
	45～90点
	35～80点

	4～60点
	再調剤45点、それ以外59点
	76点

	1点～

図F）調剤報酬点数表（令和5年4月1日施行）

調剤技術料

調剤基本料	調剤基本料・特別調剤基本料
	地域支援体制加算
	後発医薬品調剤体制加算
薬剤調製料	内服薬
	頓服薬
	自家製剤加算（内服薬）
	自家製剤加算（頓服薬・外用薬）
	計量混合調剤加算

薬学管理料

調剤管理料	内服薬あり
服薬管理指導料	通常
かかりつけ薬剤師指導料	処方せん受付1回につき

薬剤料

使用薬剤料	

＊出典：日本薬剤師会ホームページより編集部で作成

かなり細かく定められていますが、とれる点数、とれない点数、とりたくてもとれない点数、とる努力をしないととれない点数……、いろいろあります。

たとえば後発品を使うと算定できる〝後発医薬品調剤体制加算〟、粉の薬を混ぜる、2種類以上のぬり薬を混ぜるなどで算定できる〝計量混合調剤加算〟など。

しかしながら処方せんを出すのはドクターであって、調剤薬局が決めることではありません。なるべく後発品の比率を増やしていきたいけれど、ドクターによっては後発品は使いたくないという先生もいます。

しかし話し方や関係性によって、先生も聞く耳を持ってくださいます。薬の提案もやってやれないことはありません。ふだんの血の通ったおつき合いが、こういうシビアな場面でも生きてくるのです。

多くの調剤薬局が点数がとれないと嘆いていますが、とれないで終わらせず、とれる方法はないかと考える。それも薬局オーナーの大切な姿勢になります。

3　マージンミックス

また〝マージンミックス〟という考え方も大切です。

そもそも医薬品は、先発品（新薬）と後発品（ジェネリック）に分けられますが、それぞれの利益率は異なります。たとえば、先発品の場合、利益率が5％なら、10万円で利益は5000円。後発品の場合、利益率が30％だと、値段も安いので1万円に対して3000円。

先発品のほうが多く利益がとれるので、扱うなら先発品のほうがオトクですが、後発品を使うと、加算がついて点数がとれるため、トータル的に利益が増えることもあります。

先発品と後発品の加重を変動させることで、利益を最大化できるようになります。この薬は10万円の5％か、1万円の30％か、薬剤師もこのマージンミックスを日々考えながら、薬の採用を検討していきます。

医薬品卸業者は3種類

薬局オーナーにとって、医薬品卸業者は大事なパートナーです。ここでは医薬品卸業者とのつき合い方についてお話しします。

そもそも現在の仕入れルートには医薬品卸業者からの購入、共同購入を実施しているボランタリーチェーンへ加盟しての購入、後発品専門商社からの購入など多数の選択肢があります。

医薬品卸業者は、支店長や営業マンがいて、特に現在のように商品が品薄なときなど対面でコミュニケーションが取れるので、融通もききます。

共同購入とは、全国の薬局でグループになり、購入条件を下げる購入方法。手数料はかかりますが、取引規模が大きい為、価格条件が出ない小規模薬局にはメリットがあります。

後発品専門商社は、後発品を専門に扱う医薬品卸業者です。

各所、メリット・デメリットありますが私はずっと卸業者、後発品専門商社からの購入を貫いています。

そのいちばんの理由は、支店長や営業担当と対面で取引できること。顔を見て、話をしながら取引を進められるので、非常に熱心にやってくれます。交渉次第で薬の仕入れ値を下げてもらえるだけでなく、取引の量を調整してもらえたり、薬が不足していると優先的に融通してもらえたりします。

特にコロナ禍では、倒産する企業も増え、流通も大打撃を受けました。限られた数の薬を卸売業者は薬局に配分するわけですが、そこで優先順位が生まれたわけです。当社はベースに医薬品卸業者との良好な関係性があるおかげで、幸い有利に取引していただけて、非常に助かりました。

そういう信頼関係を築いたうえで、いろいろな情報を流していくと、相手もこちらに興味を持ってくれて、「こういう先生が開業しますよ」「あのドクターが調剤薬局を探しているよ」など、いろいろな情報を共有してもらえる。相手の立場に立つことで、相手は心を開いてくれるのです。

M&Aの話も、卸業者から舞い込んでくることがあります。冒頭でお話ししたように『みんなの薬局』の10店舗目は、卸業者からの紹介でした。卸業者とよいコミュニケーションをとっていれば、そういう成果もあげられるわけです。

卸業者と良好な関係を築くにはどうすればいいか。私は一にも二にも感謝することを大切にしています。

卸業者と薬局を、いわゆる売り手と買い手という関係性で考えると、卸業者が売り手で、薬局が買い手。薬局のほうが強い立場になりますが、だからといって「こっちが買ってやっている」というスタンスでいくと、その薬局は没落していきます。

薬局オーナーも薬剤師も卸業者に対して、薬を仕入れさせてくださるおかげで、経営ができると感謝の気持ちを持って接していくこと。そういった気持ちで接していくと、困ったときにも必ず助けてもらえるはずです。

これから開業する人は、それぞれの特徴を知り、選択していけばいいと思います。

たとえば1店舗しかやらないなら、共同購入がいいと思いますが、2店舗、3店舗と増やしていきたいなら、地元の卸業者で「あなたとつき合いたい」という人を見つけて、そこと組んでやっていくのがいいでしょうね。

節税はこう考える

売上が順調に伸びていくと、支払う税金も増えていきます。払うばかりになってくると、節税を考えていかなければなりません。

節税というと、システムを導入して経費を増やす方法もありますし、別会社をつくる方法もあります。当社の場合も、まず会社の経費としてどこまで使えるかということは考えますが、それだけでなく、その経費がその後の売上に、どうつながっていくかということまで考えるようにしています。

たとえば本を10冊書いて、その分を広告費として計上すれば、経費となって税金は減ります。それだけでなく10冊が全国の書店にバンと並ぶわけですから、宣伝効果も高い。

また、これは間接的な節税ですが、スタッフをたくさん雇う。雇った分はすべて経費になるので、その分、税金が減ります。

余分な人件費を使うことが経費のむだと考える人がいますが、そうではなくその人に働いてもらえば、自分は次の事業に注力できますからお金が稼げるし、節税にもなる。いちばんいい経費の使い方ですよね。

当社の税理士さんは基本的に「本業をしっかりやりましょう」と、着実経営をすすめますが、一方でだいぶ軌道にのってきた今は、「攻めましょう」とも言ってくれています。

また彼は常々「会社の売上の30％は税理士にかかっている」と言っています。単に納税させるだけでなく、節税も含めてしっかり利益をとって、経営者に満足してもらうのが税理士の役割、と断言してましたね。

IT導入補助金をはじめ、雇用調整助成金やキャリアアップ助成金などの補助金や助成金などの情報も、税理士事務所などからもらい、なるべく活用するようにしていきましょう。新規開業時には「創業補助金」などもありますので、これから開業を考えている人は、ぜひ調べてみてください。個人より法人のほうが利用できるものが多いので、その点でも法人がおすすめです。

薬局オーナーには、よくワンルームマンション投資の話が持ち込まれますし、実際に節税の一環でマンション投資で買ったという人もいます。しかし投資話に安易にのるのは危険です。よくよく見極めてから、適切な投資を行いましょう。

いざというときはすべてを受け入れる

長らく薬局経営をしていると、大なり小なりトラブルが起きます。

ドクターとの間では「患者さんに余計なことを言った」「連絡に不備があった」、患者さんに対しては「薬を間違えた」「接客が悪かった」……、そういうトラブルが起きたら、どういう状況でも私は即座に対応するようにしています。

ドクターの場合は、その日に行って顔を合わせて話を聴く。感情的になっているときほど、こちらはひたすら聴く姿勢で、クールダウンさせる。そうすると、たいていそこで問題は収まります。

患者さんに対しても、とにかく話を聴きます。

先日のこと。いきなり私のスマートフォンに電話がかかってきて、出た瞬間に「お前のところは何を考えているんだ！」と怒鳴られました。電話主の患者さんは感情的になっていらっしゃったので、「ご迷惑をおかけして申し訳ありません。まだ現場から状況が上がっておらず、よろしければ、状況を聞かせていただけませんか」という口調で返すと、わーっと話されました。「それは大変申し訳ありませんでした。即座に対応させていただきます」と、こちらは終始、平身低頭で詫びました。最後にこちらから「遅くとも1時間後にはうかがいます」と言うと「いや、別に来なくていいわ」ということに。

やはり相手の感情を解放すると、そこまで大きな問題にはならないのです。

いずれも問題が起きたら、その責任をすべて引き受けるのは経営者です。つい原因探しに躍起になったり、言い訳したり、目の前の出来事に右往左往しがちですが、大切なのは、この問題を最短で解決することです。

突然のクレームには、まず深呼吸したり、水を飲んだりして、いったん心を落ち着けます。そうすると、何をすればいいか見えてきます。これもふだんから訓練しておくと、いざトラブル時にも落ち着いて対処できます。

その訓練として、おすすめなのが〝瞑想〟です。瞑想で心を落ち着けると、いろいろなゆとりが生まれます。こういった訓練こそが、トラブルを大きくしないためのリスクマネジメントなのかもしれません。

CHAPTER 7

多店舗展開を考えよう

多店舗展開をすすめる理由

薬局経営を志したとき、1店舗でやっていくか、多店舗で展開していくのか、それは薬局オーナーの考え方次第です。しかし私は多店舗で展開していくことをすすめていますし、実際、私自身、これからも店舗を増やすことを考えています。

なぜ私が多店舗展開をすすめるのか。その理由は3つあります。

1　経営が安定する

調剤薬局というのは基本的に、クリニックと1対1の関係で運営していくため、良くも悪くもクリニックの事情に左右されます。たとえば門前のクリニックが開業時間を短縮するとそこに何らかの影響がありますし、反対に近くのクリニックが時間短縮すれば思いがけず患者さんが増えます。いろいろなことがありますが、それによって調剤薬局の売上も変わってくるのです。

しかし多店舗展開しておけば、そういった事情で1店舗の売上が変動しても、別の店舗で補えてリスクが分散されます。店舗を増やすことで、収益が改善するため結果的に経営が安定するのです。

2　患者さんにもドクターにも安心感を与える

多店舗あるということは、すでに他の店舗で成功している実績があり、一定の品質が担保されているという証拠です。それは処方せんを出すドクターにも、薬を受けとる患者さんにも、安心感を与えます。

3　人員を採用しやすい

1店舗だけだと毎年、新人を採用することは、なかなかできません。しかし、そうすると、この先、5年、10年と新人の入らない会社になってしまい、働くほうも息が詰まってしまいます。しかし多店舗なら新人を採用できるので、うまく新陳代謝が起こります。人員の停滞は、企業の成長を止めてしまう要因になるので、なるべく避けたいところです。

多店舗展開には、これだけのメリットがありながら、なかなか踏み切れない人が多いのも事実です。1店舗つくってから、なかなか2店舗目に踏み切れない理由として、よく聞くのが「人に任せられない」「お金がない」など。

私の場合、「人に任せられない」という点については、そもそも自分が薬剤師ではないので、現場は薬剤師に任せるしかありませんでした。

「お金がない」というのも、お金を借り入れないとできないので、肚をくくって借り入れました。そして今月は、これだけお金が出たから通帳にこれぐらい残った、と毎月の収支をつけて見える化しているうちに、5店舗目ぐらいから、どうにかお金の回るしくみができました。

実際、1店舗目は薬剤師の給料分ぐらいは利益がとれたけれど、オーナーの私が給料をとれるかというとギリギリ。でも2店舗目ができて、少し余裕ができました。その後、3、4店舗と軌道に乗り始め少しずつ回り始めました。

そのうち5店舗目の話がきて、どうしようかなと思ったときに、金融機関から余剰資金を借りることができて、一気に見通しが立ちました。さらに6、7店舗でまた大きな金額を借り入れることに。それまでの借入金は出店ごとに2000～2500万円だったのが、今では数億円になり、ここで私のキャッシュ脳が一気に変わりました。「効率経営」という考えが出てきたのも、このあたりからです。ですから今の私は、借金=借りられる信用がある=名経営者という考えになり、借金もこわいものでなくなりました。

次の案件を見つける3つの方法

では、どうやって次の案件を見つけるか。主に〝紹介〟〝営業〟〝M&A〟で見つけていくことになります。

●紹介

私自身の話でいうと、この紹介というパターンがいちばん多いですね。特に顔の広いドクターとご縁ができると、いろいろなところから話をいただきます。

実はサラリーマン時代はほとんど紹介がありませんでした。ドブ板営業で勝ち取る手法でした。しかし、経営者になり、人脈が変わり、信頼関係が増すと紹介案件もかなり増えました。これは私が起業したときからの夢でした。これでご縁が回るようになった瞬間、胸元にグッとくるものがありました。

そもそも資本力のある大手の調剤薬局であれば、情報も早く入って来るし、その後の出店スピードも速い。われわれ中小は、どうあがいても大手に勝てないので、中小は中小の戦い方でいくしかありません。

どう戦っていくか。それは、ドクターの世界にどっぷりと浸かり、ドクターと強い関係性を結ぶことです。私は商売は「愛とコネと金」と常々言っていますが、まさにコネに勝るものはない。一人のドクターと信頼関係を結べたら、そのドクターは、必ず別のドクターを紹介してくれます。ドクターも信頼できる人から紹介されると安心できるし、そのあともいろいろ心強いのです。

20年ほど前の話です。私の知り合いに、耳鼻咽喉科の門前薬局ばかり20店舗ほど経営されていた社長さんがいらっしゃいました。

「どうやってクリニックを探すんですか?」

私がそう聞いたところ、大学病院とつながっていたことがわかりました。つまり一人の先生と組めば、そのあとはスタンバイしている後輩をどんどん紹介してもらえるのです。大学病院とのつながりは太いパイプになると、そのとき初めて知りました。

また実績ができれば、医薬品卸業者から紹介されるケースもあります。当社も10店舗目にして、ようやく卸売業者からの紹介を受けられました。

卸売業者から紹介してもらうには、先述したように、何よりも日ごろから、良好な関係をつくっておくことが大切です。

ただし紹介といっても、必ずしもスムーズにいくわけではありません。

たとえば当社が今度の4月にオープンする店舗は、現在私がお取引のあるドクターから紹介されました。その案件はお父様が開業されているクリニックに、ご子息が帰ってこられて、いっしょにやるというケースでした。

しかし初めて話を持ち掛けられてから、なかなか進展しません。そこで私は、これからクリニックを継承していかれるご子息へのアプローチを開始。そちらで松原を知って頂き関係を構築したのちにお父様のほうに、これまでの実績や店舗デザインなど当社の魅力を見せながらプレゼンし、信頼関係を結ぶように努めました。

ちなみにプレゼンで私が大切にしていることは、自分のアピールの仕方です。私の場合、社長が私で、私が担当者なので、何かと話が早い。大手の会社は営業マンが担当になるので、なかなかその場で決められません。そこのスピード感や安心感というのは、私ならではの強みですから、そこをしっかりアピールします。また「経営者の悩みを相談できる」のも、私の大きなアピールポイント。「開業準備はもちろん、開業してからも経営や労務、節税の相談までお受けできます」と。それも、オーナーである私がコンサルタントだから。そういう話をすると、「お願いします」となることが多いですね。

しかし、この案件については、話がうまく進んでいたにもかかわらず、もともと入っていた卸業者が、すでに別の薬局を紹介していたことが、のちに判明しました。

エリアごとに展開する医薬品卸業者は、クリニックの帳合7割確保を目指して取り組んでいます。つまり管轄のエリアに10軒薬局があれば、そのうち7軒には優先力を発揮したい。そこが狙いです。ですから、そのエリアに新規クリニックができるとなったら当然、自分たちが卸している薬局と組んでもらいたいわけです。そういった優先順位があるため、我々のような新参者が、そこに入っていくのは至難の業なのです。

結局、その卸業者の紹介の薬局と『みんなの薬局』が競合になったわけですが、二代目ドクターの友人からの紹介というのが、おそらく決め手となって当社の薬局を選んでいただきました。

とはいえ現実的には、クリニックと医薬品卸業者、薬局は物理的な距離で決まる可能性が高いので、そこに切り込んでいくには、今回の事例のように、ドクターとのつながりなど人脈しかないのです。

ですから、やはりふだんから人脈づくりに汗を流す。額に汗して営業することは、多店舗展開したいと考える薬局オーナーは当然、意識しておきたいことなのです。

●営業

〝営業〟は、かつての私のように夜討ち朝駆けで、ドクターのところに飛び込み営業をするのももちろんありです。夜討ち朝駆けとは、ドクターの診療時間が始まる朝いちばんと、診療が終わる夜の時間を狙って営業に行くこと。もちろん、そこまでしなくても、先生の休む時間と終わる時間に先生に会いに行けばいい。

とはいえ、いきなり先生に会いに行くのは、確かにハードルの高いことです。

「どうせ会ってもらえない」「どうせ断られる」、そう尻込みして行かない人が多いからこそ、勇気を奮って行った人間が勝てるんです。勝ちたいならやるしかない。

営業先はドクターだけでなく、介護施設もあります。介護施設に営業をかけて、取引をお願いするのです。ただし大手の介護施設は、すでに大手の調剤薬局と業務提携しているので、我々のような中小の調剤薬局は入り込もうにも入り込めない。

逆にいうと、中小の介護施設には入り込める余地があるということです。私の場合、門前クリニックのドクターがそういった施設に入っていると、そこからの紹介で入れることがあります。中小でも希望はゼロではないのです。

とはいえ最近は、こちらが営業するばかりでなく、新規開業を考えているドクターなら、ドクター自身がインターネットで検索し、開業支援するコンサルティング会社の情報を探すようになりました。

たとえば、開業のための物件や土地をネットで探す。探しているうちに、コンサルティング会社にヒットし、そこにコンタクトをとってスタートします。

その背景には、社会情勢の変化があります。かつては大学病院にいる先生と最も接触の多いMRが、ドクターの開業情報を握っていました。その情報はMRから医薬品卸業者へ、医薬品卸業者から調剤薬局に流れるという構造で、医薬品卸業者がコンサルタントのような役割を果たしていました。

しかし近年は、ドクターに対するメーカーの接待交際が厳しくなってきたうえ、コロナ禍が拍車をかけて、ドクターも相談先がなくなってしまいました。そこでコンサルティング会社に相談したいというドクターが増えてきたのです。

もちろんドクターの中には、コンサルだけでなく薬局を調べる人もいます。たとえば先輩ドクターが開業したクリニックの門前薬局は〇〇薬局だった。〇〇薬局ってどういうところだろう？　と調べる。

ですから、こちらはドクターが検索したときに、ひっかかりやすい魅力的な薬局兼コンサルティング会社をつくっておくことが大切ということです。

●M&A

何らかの事情で売りに出ている薬局を買収する〝M&A〟で、店舗を増やす方法もあります。『みんなの薬局』の5店舗目、6店舗目、7店舗目はM&Aで取得しました。M&Aで取得する場合は、知り合いやM&A仲介会社を通すことが多く、当社の5店舗目は知り合い、6店舗目、7店舗目はM&A仲介会社から購入しました。

M&A仲介会社を通すと、仲介手数料がかかる分、トータル金額が高くなります。そこが注意点ではありますが、私は人を雇って物件を開発することを考えると、かなり効率的な手段ではないかと思っています。

ちなみに6店舗目と7店舗目の仲介手数料は、合計約2000万円でしたが、果たして1000万円の人件費をかけて営業マンを雇い、1年間に2軒開発できるでしょうか。おそらく3、4年で1軒が妥当なところだと思います。そう考えると、店舗を増やしたいなら、M&Aを利用するほうが安くあがるということです。

私は薬剤師の採用も同じように考えます。大手チェーンの調剤薬局の場合、5人採用できた結果に対し、かかった広告費は年間2000万円ぐらいと聞いています。

一人当たり約400万円のコスト。一方、人材紹介会社を利用すると、一人約200万円。こちらがわざわざ動く必要もなく、代わりに会社説明もすべてやってくれますし、ビジネスなので責任をもってやってくれます。

人材紹介会社に支払う一人200万円という金額は高いといわれますが、私からすると全然高くない。採用のために人を雇おうと思っても、200万円ではとても雇えません。

そういう意味で、M&A仲介会社と人材紹介会社は似ているなと思います。

M&Aで取得するときのポイント5つ

それを踏まえてM&Aで案件を取得するときに、チェックしておきたいポイントがあります。それは次の5つです。

チェックポイント1：ドクターの年齢

たとえば自分が30歳で、門前クリニックのドクターが60歳であれば、自分はこれから30年、40年とやっていくつもりだけど、難しいだろうかと考えてしまうでしょう。でもM&Aの場合、ドクターの年齢が高いほど、金額は安くなります。40歳の先生なら、おそらく金額は倍以上になるでしょう。

かといって60歳の先生がダメかというと、そんなことはありません。私の場合、開業時は、たいてい金融機関から7年ローンで融資を受けますが、M&Aというのは、すでに実績のあるところを買うわけですから、おそらく7年で回収できます。そして、そこから先は、利益になります。

ですから私は、先生が60歳であっても最悪、資金回収ができたらよしと考えています。

もし先生が引退されて、本当に後継者がいないなら、私が別のドクターを探してくればいいのかなと思っています。現にクリニックの採用顧問も行っており、ドクターの出口戦略もコンサルティングしています。この部分のマネジメントも可能になると、薬局経営は今までの概念が覆るのではないでしょうか?

M&Aではドクターの年齢は重要ですが、それであきらめる必要もないと知っておきましょう。

チェックポイント2：買収先の3期分の決算書

M&Aで取得するときは、必ず買収先の薬局の3期分の決算書を確認します。その数字がよいにこしたことはありませんが、数字がよいほど値段が高い傾向にあります。

先日、知り合いからM&Aの案件が持ち込まれました。月に1400人ぐらい患者さんを診ている大きな内科と組んでおり、3期分の決算書の数字も申し分ない。早く購入してもらえるなら売買価格8000万円ぐらいで提案しますという話。かなり割安です。ただ当社では人がそろえられず、スピード感が出せないので、知り合いにこの話を譲ったところ、その時点でもう1億2000万円まで跳ね上がっていました。いい案件は、大手も含めて競合があらわれるので、あっという間に値段が上がるのです。ですから3期分の決算書がよくても、実際に買うかどうかは要検討という面もあるのです。
ただし、よい数字でも、ドクターの年齢が高ければ、安く抑えられる可能性もあります。あるいは価格を抑える交渉ができるかもしれません。

ちなみに、この案件は先方の都合で「早く売りたい」ということでしたが、薬局側が「早く買いたい」という事案もあります。人員は入ってくるけれど、開業する店舗がないから人件費がかさむ。このタイミングで、どうしてもほしいということが買い手側ニーズにもある。

案件は水物でタイミングです。物件を精査していくことも必要です。

チェックポイント3：売却される理由

M&Aで取得する場合、なぜ売却されるのか、その理由を確認しておきましょう。よくあるのが「クリニックと薬局の関係が崩壊した」ケースです。特に薬局オーナーが問題で、ドクターから交代を希望されるケースが多いです。

その他、大手調剤薬局で採算がとれず継続できない、薬剤師の人件費や経費を抑えきれず赤字が膨れ上がっている、オーナーの体調不良で管理できない、後継者がいない、など売却される理由は、さまざまにあります。

こうした訳ありのM&A案件は、業界に精通した人にアドバイスを求めて、それを判断材料にするとよいでしょう。

チェックポイント4：ドクターの価値観

薬には薬価と呼ばれる定価があり、その定価は毎年改定されて、年々下がっています。100円だった薬が、翌年は95円、売れすぎると80円、と下がっていくのです。

そのなかで調剤薬局は売上を上げるために、仕入れ値を抑えて薬価差益をとったり、技術料で点数をとったりといった工夫が必要なことは先述したとおり。反対にいうと、こういったしくみが確立できなければ、経営が圧迫されるわけですからM&A時には、こういうことに理解のあるドクター、あるいは薬局から「こういうふうにしたい」と提案したときに、それを受け入れてくださるドクターであることは大切です。

実際、加算のとれる後発品を使うことに抵抗を示される先生もいますので、そこをわかってもらえなければ、買収後の経営は厳しくなります。

ただ、そこを理解してくれたからといって、新しく変わった薬局から「こうしてほしい」と言われたら、「なんでお前の言うことを聞かなきゃいけないんだ!」という先生のほうが圧倒的多数です。

私の場合も例外ではなく、買収後はそういう先生の不信感を払しょくするために、まめに顔を出して様子をうかがったり、趣味嗜好を確認して贈り物をしたりして、信頼を獲得する努力をしています。

チェックポイント5：資産価値

土地や物件の所在地や年数から鑑み、買収先の薬局がどれぐらい資産価値があるのか確認しましょう。15年、20年やっていて、もうボロボロで、買収したのはいいけれど、ほぼフルリフォームで1000万円かかった、ということも珍しくありません。そういうリフォーム料金が結果的に、M&Aの費用に上乗せされることになるので、気をつけたいところです。

また承継時は、使っていない機械や期限切れ間近の薬の在庫、電話の加入権まで引きとってほしいと言われることもあります。

もちろん人材を承継することもあります。当社の場合、承継した時点で給与体系は当社と同体系に変わりますが、1年目は据え置き、2年目から変えるという会社もあるようですね。

関連会社をつくり、さらなる発展を目指す

今後、私は小ぶりの後発品専門の医薬品卸業者や医療機器卸業者、開業コンサルティングといった関連会社を持つことを計画しています。

こういう関連会社を持つとリスクヘッジになりますし、薬局という立場とは別の立場で、ドクターとの関係性を強めることができます。なによりも競合の薬局に負けない武器になる。

具体的にいうと、開業コンサルティング会社をつくれば、ドクターとは薬局という立場ではなく、コンサルタントという立場で取引していくことができます。より事業の可能性が広がります。

またドクターの開業支援を行う場合、現在は私がすべて医療機器の仕入れを専門の医薬品卸業者に頼んでいますが、自社でも医療機器を扱えるようになると、

コストも時間も省けて、当社にとってはもちろん、ドクターにとってもメリットは大きい。といっても専門外なので今、専門の医薬品卸業者と一緒に組んでやろうかという話をしています。

将来的に考えて、リスクを減らすには薬局以外のところでも、どんどん開拓していかなければいけないなと思っています。

結局、生き残る薬局というのは、継続的に借金しながら、継続的に経営できるところではないかと思うのです。借金できるということは、それだけ実績があるということです。

借り入れて軍資金がつくれるなら、新しい店舗をつくるのもいいですし、何か関連する事業を始めるのもいい。特にコロナ禍のような世の中の価値観が一変するような出来事があったときこそ、私はチャンスだと思っています。

私自身、そのチャンスをどんどんものにしていきたいですね。

あとがき

2015年に『みんなの薬局』1号店を開業し、紆余曲折を経ながらも、おかげさまで今日まで続けてこられました。

調剤薬局を経営していくなかで、私はいつも恐怖心を抱えています。今の10店舗がずっとうまくいくのだろうか。新しくつくっても、うまくいくのだろうか。その保証はどこにもありません。

この先どこかで店を潰してしまう、たたんでしまうことがあるかもしれない。いつも危機感との戦いです。

さらにいうと、これから3店舗を新規オープンさせますが、これも培った人脈で得られた成果ですが、先生方の期待に添える薬局ができるかどうか？　なども常に不安を抱えながら取り組んでいます。

それでも、なぜやるのか。自分にそう問うたときに、湧き出た答えが、やはり世の中にいいものを広めていきたいという強い思いがあるからです。

「これからの薬剤師は、未来がなくて大変だよね」

冒頭で薬学生が研修先の薬剤師から言われた言葉を紹介しましたが、この本を読んでいただければ、まさにこれが、生き残れない薬局にいる人の言葉であることがわかると思います。だからこそ、私は声を大にして言いたい。

「薬局業界には未来があるぞ」と。

コロナ禍で患者数は激減し、経営が立ち行かなくなり、薬局を手放すオーナーも多数。実際、株式会社メディカルブレインも、5店舗目をM＆Aで取得直後にコロナ禍に突入し、当初の事業計画にはとうてい届かず、2年間赤字が続きました。

反面、薬局のM&Aは活発になり、積極的に買収する企業も増えてきました。つまりコロナ禍を乗り越えた人たちだけが、今、薬局経営を行っているのです。

これからの薬局業界は、ネット系の薬局が登場し、実店舗はどんどん淘汰されていくでしょうね。オンライン化や在宅支援も進み、その実店舗の役割も限定されていくでしょう。

さらに実店舗のDX化により、薬剤師の価値も絞られてきます。単に薬を渡すだけの役割ではなく、より患者さんに寄り添った対人業務が必要になっていく。とはいえ、薬剤師からじっくり説明を受けたいという患者さんがいる一方、早く薬の受けとりをすませたい、という患者さんもいます。

これからは、そういった二極化のニーズもとらえながら、自分らしい薬局をつくっていく。

ここからが本当に勝ち残るためのステージです。そこで肝心なのは、冒頭でもお伝えした「宇宙帝王学」の考え方です。

たとえば「相手の立場に立ち行動する」「ご縁や信頼関係など目に見えないものを大切にする」「相手が誰でも家族のように接する」といったマインドは、勝ち残る薬局をつくるには、なくてはならないものです。


これから薬局を開業したい人は、そういった宇宙帝王学の考え方を心に留めて、自分がどういう薬局をつくりたいかという夢や目標を、ぜひ明確にしてください。

私自身は、そういうスピリットを持った薬局オーナーたちとともに、業界をよくしていきたい、そう思っています。


薬局オーナーの理想の立ち位置は、人それぞれです。1店舗のオーナーでいるか、複数店舗のオーナーでいるか、社長でいるか、投資家でいるか。

その考え方の参考になるのが、ロバート・キヨサキ氏の著書『金持ち父さんの

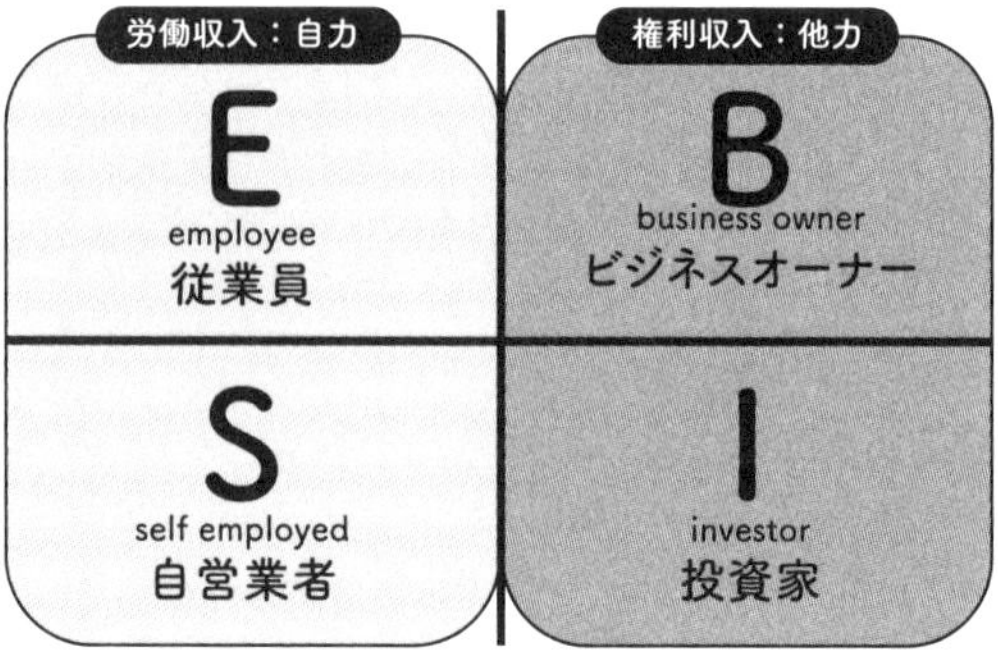

4つのクワドラント

キャッシュフロー・クワドラント』の中にある、上記の4つのクワドラントです。

4つのうち今、自分がどの立ち位置にいるのか、そこからどういう立ち位置にいきたいのか、このマトリックスがその指標になります。


私の場合、現在の立ち位置は経営者（ビジネスオーナー）、そこから投資家も視野に入れて活動しています。これからの世代にも経営をたくさん学んでもらい、自分は投資家であり教育者や指導者、いずれにしても右上から右下に移ろうとしています。

まさに宇宙帝王学によって私自身、周り

の人たちとともに次元上昇しているのです。

今、13店舗までオープンすることが決まっていて、14店舗目、15店舗目も見えていますが、私も事業をしながら若い人に、M＆Aや経営の指導ができるかなと思っています。

そして自分の持っている経営のノウハウやスキルを惜しみなく、若い人たちに伝えていきたい。

自分がどのポジションで生きたいかは、すべて自分次第だと思います。どのポジションであってもドクターとは、いつまでも良き関係を続けられる存在、信頼してもらえるパートナーとしていつづけたいですね。時にはハワイとかタイのゴルフコースを予約してるから来てねって。

最後になりましたが、この書籍の発行にあたり尽力いただきました出版関係者様、日頃より大変関係深く取り引きいただいております先生方、現場を支えてくれているスタッフ、当社や私を縁の下で支えてくださっている税理士さんや関係業者さんのご協力、そして何より愛する家族の支えがなければ今の私は存在しません。ここに感謝の意を表します。

２０２３年10月吉日
松原扶樹

参考文献

●『図解入門業界研究　薬局業界の動向とカラクリがよ〜くわかる本［第2版］』
（藤田道男／秀和システム）

●『薬剤師になったら最初に読みたい　大学で教えてくれなかったお金の本』
（メディカルタックス／じほう）

●『「残る薬剤師」「消える薬剤師」』（藤田道男／財界展望新社）

●「The Story（ザ・ストーリー）［調剤薬局業界編］」
（日本M&Aセンター 業種特価事業部 調剤薬局業界専門グループ／クロスメディア・パブリッシング）

●『薬局マネジメント3・0　次世代型地域薬局の機能と経営戦略』（狭間研至／評言社）

●『改訂版　選ばれる調剤薬局の経営と労務管理』（水田かほる、山中晶子／日本法令）

●『金持ち父さんのキャッシュフロー・クワドラント　経済的自由があなたのものになる』
（ロバート・キヨサキ／筑摩書房）

松原扶樹

（まつばら・もとき）

株式会社メディカルブレイン、株式会社M Univers代表取締役。1974年愛知県生まれ。愛知県立小牧高等学校卒業後、22年のサラリーマン人生を歩む。サラリーマン時代は医薬品卸売業、広告代理業を経て、調剤薬局チェーンにて店舗開発業務を担当。今の時代には珍しい「丁稚奉公」に近い経験を積む。2015年、株式会社メディカルブレインを設立し、2023年10月現在、愛知県、岐阜県にて10店舗の展開を行う。

開業と同時に、クリニックの開業コンサルティング事業も立ち上げ、新規開業のドクターの支援や現在開業中のドクターのサポート（コンサルティング）も実施。経営で直面する「労務、財務、節税」など多岐に渡り相談を受け、アドバイス業務を行う。

その人の「潜在意識」を引き出し、上昇気流に乗せる「宇宙帝王学」を用い、関わるすべての人を幸せにすることをモットーとしている。

松原扶樹の最新情報はこちらをチェック!

[TikTok]
年商10億社長が語る成功法則
www.tiktok.com/@agemen88

[公式メールマガジン]
最新お得情報はこちらからゲット!
https://chou-co.jp/p/r/uprqdxgp

宇宙帝王学を駆使し、
調剤薬局経営を成功させませんか？

高卒（学歴なし）、薬剤師でもない私が、8年で調剤薬局を10店舗経営、年商10億円超えを実現できている秘密は『宇宙帝王学』にあります。
私の経験を土台に確立したオリジナルメソッド『宇宙帝王学』を周りの方にお伝えしたところ、ドクターをはじめ、どんどんみんなが幸せに成功していったのです。その姿を目の当たりにし、「私だけではなく、他の人にも通用するものだ」と確信しました。

本書を購読されたあなたへ特別に、私から直接『宇宙帝王学』を学んでいただくチャンスをプレゼントさせてください。
無料ご招待いたしますので、詳しくは以下のQRコードをご覧ください。

直接あなたに
お会いできることを
楽しみにしております(^^)♪

期間限定ですので、
今すぐチェック

https://utyuteiougaku.site/lp/

宇宙帝王学式

成功する調剤薬局経営

2023年10月26日　初版第１刷発行

著　者　松原扶樹

発行者　高野陽一

発　行　サンライズパブリッシング株式会社

〒150-0043
東京都渋谷区道玄坂1-12-1
渋谷マークシティW22

発売元　株式会社飯塚書店

〒112-0002
東京都文京区小石川5丁目16-4

印刷・製本　中央精版印刷株式会社

ISBN978-4-7522-9019-3

プロデュース　水野俊哉
帯写真　Junya Tanaka from MUGI GROUP
装丁・DTP　本橋雅文（orangebird）